Magersucht

Ursächliche und auslösende Faktoren

von

Esther Wollenschläger

Tectum Verlag
Marburg 2000

Die Deutsche Bibliothek - CIP-Einheitsaufnahme

Wollenschläger, Esther:
Magersucht.
Ursächliche und auslösende Faktoren.
/ von Esther Wollenschläger
- Marburg : Tectum Verlag, 2000
ISBN 978-3-8288-8188-4

Tectum Verlag
Marburg 2000

3

Inhaltsverzeichnis

1. EINLEITUNG

Die Behandlung des Themas "Magersucht" erfordert zunächst eine Defini
tion des Begriffes überhaupt.

"Magersucht" ist eine psychogene Eßstörung, d.h. eine Störung der Nah-
rungsaufnahme bzw. eine Änderung des Körpergewichts ohne organische
Ursachen. Die Einteilung der Eßstörungen geschieht meistens mittels der
Folgeerscheinungen. Danach versteht man unter Magersucht: a) extreme
Magerkeit durch Fasten (Anorexia nervosa); b) Magersucht mit Erbrechen
und Laxantien/Diuretika-Abusus (bulimische Magersucht); c) je nach
Gewichtszustand auch die Bulimia nervosa. Diese Einteilung, die ich auch
meiner Arbeit zugrundelege, ist dem dimensionalen Modell der Eß- und
Gewichtsstörungen von Vandereycken und Pierlot (1981) entnommen.
Wenn ich fernerhin von Magersucht rede, meine ich damit alle drei erwähnten Erscheinungsformen. Sofern ich mich ausschließlich auf die "klassische"
Magersucht beziehe, spreche ich von "Anorexie", und wenn ich von der
"Eß-Brech-Sucht" spreche, benutze ich den Ausdruck "Bulimarexie". Da die
ursächlichen Faktoren für Anorexie, sowie für Bulimarexie oft sehr ähnlich
sind oder aber eine Anorexie in eine Bulimarexie übergehen kann, möchte
ich bei den Faktoren im sozialen Umfeld an einer gemeinsamen Basis
ansetzen.

Bevor ich konkreter auf das Thema der Arbeit eingehe, werde ich einige
Gedanken dazu äußern, warum es wichtig ist, sich mit der Problematik der
Magersucht auseinanderzusetzen. Es ist sehr auffällig und einige epidemio-
logische Studien weisen es auch nach, daß die Zahl der Magersüchtigen
rapide zunimmt. Als Beispiel kann eine Zusammenstellung der Erkran-
kungsjahrgänge von 276 anorektischen Patientinnen und Patienten dienen
(Mester, 1981), die von 1928 bis 1975 in der Universitätsklinik Münster

behandelt wurden. Geht man davon aus, daß die Zahl der Patientinnen[1] in dieser Zeit gleichmäßig zugenommen hat, kann man von einer jährlichen Zuwachsrate von 110,5 % Neuerkrankungen ausgehen.

Der Spiegel (1985) geht davon aus, daß die Zahl der Anorektikerinnen sich im letzten Jahrzehnt verdreifacht hat. Es wird angenommen, daß es in der Bundesrepublik (1985 also nur alte Bundesländer) etwa 60.000 Anorektikerinnen gibt. Das bedeutet, daß mehr als ein Prozent der sechzehn bis dreißigjährigen Frauen magersüchtig sind.

Eine Studie von Rathner (1989) weist sogar noch höhere Prävalenzraten auf. Rathner stellte fest, daß bei einem von fünfzig Mädchen eine subklinische Eßstörung zu finden ist. Rathner vergleicht seine Prävalenzrate mit den Zahlen einer früheren Studie von Crisp et al (1976) und stellt auch eine Verdreifachung der Zahl der Anorektikerinnen in 15 Jahren fest.

Um zu den ursächlichen Faktoren dieser Eßstörung vorzustoßen ist es von Bedeutung zu fragen, warum die Zahl der Magersüchtigen so rapide zugenommen hat. Zum anderen ist die Kenntnis von den ursächlichen Faktoren Bedingung, um den Anstieg der Krankheit zu stoppen, oder um einen Rückgang derselben zu bewirken. Dabei ist es egal, ob dies mit Hilfe eines therapeutischen Ansatzes, der das betroffene Individuum anspricht, geschieht oder mit Hilfe eines sozio-kulturellen Ansatzes, der das ganze soziale Umfeld im Blick hat.

Zu Beginn der Arbeit steht also eine Darstellung der Faktoren, wie sie meistens in der Literatur zu finden ist. In den beiden ersten Abschnitten werden die Faktoren nach dem psychoanalytischen Ansatz, sowie dem verhaltenstherapeutischen Ansatz dargestellt. Die Schilderung der Faktoren erfolgt hier dem Konzept entsprechend mit dem die Magersüchtige behandelt wird. Darauffolgend werden die Faktoren dem familientherapeutischen Ansatz entsprechend beschrieben, der das ganze familiäre Umfeld berück-

---

[1] Im Verlauf der Arbeit werde ich nur noch die weibliche Form benutzen, da das Verhältnis der Geschlechter bei Magersucht etwa 10:1 beträgt; d.h. bei 10 erkrankten Mädchen gibt es nur einen erkrankten Jungen.

sichtigt. Zuletzt erfolgt dann die Darstellung aus feministischer Sicht, die das ganze gesellschaftliche Umfeld miteinbezieht, insbesondere da, wo eine Unterdrückung und eine Einschränkung der weiblichen Geschlechtsrolle geschieht.

Im weiteren Verlauf der Arbeit werden die zuvor dargestellten Faktoren einem Kreis von Ärzten und Therapeuten[2] vorgelegt, die sich in der Praxis schon mit eßgestörten Patientinnen beschäftigt haben. Es erfolgt eine Darstellung der Fragebogenaktion und deren Ergebnisse.

Auf die Erhebung der wichtigsten ursächlichen Faktoren durch die Therapeuten baut die zweite Erhebung auf. Die wesentlichen Faktoren wurden operationalisiert und ein zweiter Fragebogen erstellt. Der zweite Fragebogen ging zum einen Teil an Magersüchtige und etwas abgewandelt auch an eine Kontrollgruppe von gesunden jungen Leuten. Ein Vergleich der beiden Gruppen wird in dieser Arbeit dargestellt und ermöglicht z.T. Aussagen über wichtige Faktoren der Magersucht im sozialen Umfeld.

Im Anschluß an die Darstellung der Ergebnisse folgt eine kurze gedankliche Auseinandersetzung mit der Frage, was im sozialen Umfeld verändert werden könnte, um prophylaktisch Magersucht zu vermindern. Ergänzend werden noch Gedanken zur Bewältigung von Magersucht geäußert. „Bewältigung" ist dabei so gemeint, daß die Betroffene gelernt hat, ihre Probleme anders zu artikulieren, daß sie eine neue Sprache gefunden hat, die auch verstanden wird.

---

[2] Ebenso wird bei den befragten Ärzten und Therapeuten ferner nur noch von Therapeuten gesprochen, da die meisten Ärzte auch eine therapeutische Ausbildung haben und therapeutisch tätig sind.

2. FAKTOREN IN DER LITERATUR

Wenn man meint, man könne ein Buch über Magersucht aufschlagen und würde ein Patentrezept zur Heilung finden, dann wird man sehr enttäuscht werden. Ebenso wenig findet man eine Liste aller Faktoren, die eine Magersucht verursachen bzw. auslösen. Es werden in der Literatur sehr unterschiedliche Ursachen für eine Magersucht genannt. Welche Faktoren als ursächlich angesehen werden, hängt sehr stark von dem dahinterstehenden therapeutischen Ansatz ab. Daher möchte ich die wichtigsten Ursachen für eine Magersucht, gegliedert nach den therapeutischen Ansätzen, darstellen. Wesentlich für die Betrachtung der relevanten Faktoren ist es zu sehen, daß niemals ein Faktor allein eine Magersucht auslöst. Die ursächlichen Faktoren bilden vielmehr ein kompliziertes auslösendes Geflecht. Und selbst wenn ein Faktorengeflecht für eine Person als ursächlich gefunden zu sein scheint, kann niemals von diesem Geflecht und dieser Person auf eine andere geschlossen werden. So unterschiedlich die Menschen sind, so unterschiedlich ist die Zusammenstellung der einzelnen ursächlichen Faktoren. Nun darf man daraus nicht den falschen Schluß ziehen, daß man gar nichts Grundsätzliches zu den Ursachen der Magersucht sagen kann. Die wichtigsten Faktoren sind bei vielen Magersüchtigen zu finden, nur eben in unterschiedlich starkem Ausmaß und unterschiedlicher Zusammenstellung. Eine Übersicht soll nun erfolgen.

2.1. Psychoanalytischer Ansatz

Dem psychoanalytischen Ansatz nach entsteht problematisches Verhalten dann, wenn nach traumatischen Ereignissen im Kindesalter die Triebansprüche und die Erwartungen der Umwelt (ob wirklich existent oder nur in der Vorstellung des Kindes) nicht in Einklang gebracht werden können und dadurch die Triebimpulse verdrängt werden (Fittkau, 1982).

Magersucht wird dem psychoanalytischen Ansatz zufolge als eine orale Störung verstanden. Die frühkindliche Beziehung zwischen der Magersüchtigen und ihrer Mutter ist gestört. Die Störung kann durch zwei gegensätzliche Beziehungsmuster bedingt sein. Das erste Beziehungsmuster sieht so aus, daß die Mutter ihr Kind direkt vernachlässigt. Dabei muß berücksichtigt werden, daß die Mutter mit der Fütterung nicht nur biologische Bedürfnisse befriedigt, sondern daß auch emotionale Bedürfnisse durch die Zuwendung zum Kind gestillt werden. Wenn die Mutter das Kind vernachlässigt, fehlt ihm die emotionale Zuwendung. Das Kind fühlt sich verlassen und ist ängstlich. Es muß sich mit Ersatzbefriedigungen zufriedengeben (Bruch, 1973). Das wird bei Magersüchtigen später sehr deutlich. Sie reagieren auf zwischenmenschliche Probleme mit Abwehrmechanismen und auf Versagungssituationen mit Ersatzbefriedigungen auf der oralen Stufe. Magersüchtige empfinden unbewußt, daß sie nicht bedingungslos angenommen worden sind und reagieren darauf mit Nahrungsverweigerung (Selvini Palazzoli, 1978).

Da der Magersüchtigen die emotionale Zuwendung in der Kindheit gefehlt hat und ihr Bedürfnis nach Zuwendung nicht gestillt wurde, zeigt sie auch später kaum ein Bedürfnis nach Unabhängigkeit und Emanzipation von der Familie, was eigentlich für das Jugendalter typisch wäre (Diedrichsen, 1990). Die Regression, die bei Magersüchtigen oft festzustellen ist, ist eine Form der Angstabwehr. Hier kann die Angst vor Verlassenwerden oder Einsamkeit, auch die Angst vor zu intensiver Beziehung zu Mitmenschen, insbesondere des anderen Geschlechts, eingesetzt werden. Diedrichsen schildert die Regression so, daß alle Triebwünsche zurückgewiesen und die genitale Entwicklungsstufe aufgegeben wird. Damit kommt es dann zu einem Rückfall der Triebvorgänge in die orale Phase (auch Thomä, 1961). Eine andere Abwehrreaktion der Magersüchtigen ist die strikte Leugnung von Hunger und Appetit. Ebenso leugnen diese auch, daß sie krank sind oder an Gewicht verloren haben.

Um noch einmal auf den zuvor erwähnten Aspekt der mangelnden Zuwendung zu sprechen zu kommen: Wenn das Kind keine Reaktion auf das eigene Schreien erfuhr, konnte es nicht das Gefühl entwickeln, ein eigener Mensch zu sein. Es konnte keine eigene Identität aufbauen.

Diese Reaktion kann auch durch ein anderes gestörtes Beziehungsmuster entstehen. Genauso, wie eine Mutter ihr Kind vernachlässigen kann, ist es möglich, daß sie ihr Kind überfürsorglich behandelt. Es bekommt in diesem Fall erst gar nicht die Möglichkeit, den eigenen Hunger selbst anzumelden. Die Mutter füttert das Kind nämlich schon, bevor es eigene Hungergefühle entwickeln kann. Ein Kind kann so keine eigene Identität ausbilden. Die Mutter bestimmt ja, wann das Kind welche Bedürfnisse zu entwickeln hat. Demzufolge wird das Kind einerseits symbiotisch an der Mutter hängen, andererseits sich aber so abhängig und kontrolliert fühlen, daß es versuchen will, sich von der Mutter zu lösen. Dieser Gegensatz, der in der Pubertät sowieso verstärkt zum Ausbruch kommt, kann dann magersüchtiges Verhalten auslösen (Bruch, 1973).

Das ambivalente Verhältnis zur Mutter trägt außerdem dazu bei, daß Magersüchtige die eigene Geschlechtsrolle nicht annehmen können. Dadurch bedingt ergeben sich in der Pubertät die Schwierigkeiten mit Altersgenossen, insbesondere des anderen Geschlechts, angemessen umzugehen. Auch darin sieht Bruch (1982) eine Ursache für Magersucht.

Klessmann und Klessmann (1990) behandeln Magersüchtige u.a. mit Hilfe des katathymen Bilderlebens (KB). Auch bei ihnen kommen psychoanalytische Aspekte zur Darstellung. Zur Verdeutlichung der Ursachen aus psychoanalytischer Sicht sollen einige „Bilder" einer Patientin von Klessmann und Klessmann aufgeführt werden.

„In einem KB erlebt Anne sich vor einem Kühlschrank sitzend und kauend in einer Art Embryohaltung, abwechselnd Quark und Käse krümelnd, zerbeißend und sagt wörtlich: 'Als ob der Mund allein weiterbeißt, wie tierisch.' Hier wird der Verleugnungscharakter, die Abspaltung der 'oralen Gier' besonders deutlich: Es ist der tierische, der leibliche Mund, nicht ich, das geistige Wesen." (Klessmann u. Klessmann, 1990, S. 30-31)

„Anne erlebt sich in vorweihnachtlicher Runde mit Geschwistern und Freunden im elterlichen Wohnzimmer. Sie futtert zum ersten Mal (in der Imagination) einfach drauflos. Kekse und Plätzchen, die die Mutter in der Küche bäckt. Dann hat sie das Gefühl, 'alle gehen weg. Ich bin plötzlich allein, so unheimlich allein. Ich weiß gar nicht mehr, wo und wie ich bin. Vorher ging ich ganz in den anderen auf, wie von

12

ihnen einverleibt, dann wurde ich wieder ausgespuckt. Das ist wie mit gemeinsamen Gedanken. Wenn die weg sind, habe ich gar keine Bestätigung mehr'.

In einem anderen KB erlebt sich Anne in tiefer Regression an der Mutterbrust und hat plötzlich heftige Angst, sie müsse in die Brust beißen; nicht nur diese, sondern 'die ganze Mutter' würde ihr dann für immer verlorengehen. Erst durch Blickkontakt und eigenständiges Heranholen und Wegschieben der Brust kann Anne im KB die ohnmächtige Angst vor der völligen Verlassenheit überwinden.

Die fehlende innere Objektkonstanz wirkt sich also bis in die Gedankenwelt der 18jährigen aus: Wenn die gemeinsamen Gedanken nicht mehr da sind, existiert sie selbst auch nicht mehr. Sie geht ganz (oder gar nicht) in den anderen auf, d.h. sie ist völlig abhängig von der Anwesenheit eines äußeren Objektes – wie einst der hilflose Säugling...'' (Klessmann u. Klessmann, 1990, S.42).

2.2. Verhaltenstherapeutischer Ansatz

Verhaltenstherapeuten sehen die Magersucht meistens nicht als Krankheit im eigentlichen Sinn an, sondern als eine Störung des Eßverhaltens. Diese Störung kann sich ihrer Meinung nach wie folgt entwickeln. Die Umwelt der Magersüchtigen, meistens die Eltern und Geschwister, können der Magersüchtigen nicht vermitteln, daß normales Essen, Zunahme an Körpergewicht, die Entwicklung weiblicher Körperformen, sowie auch Sexualität positiv sind. Alle Verhaltensweisen, die positive Gedanken fördern könnten, werden nicht verstärkt und im extremen Fall vielleicht sogar bestraft (Aliabadi u. Lehnig, 1982).

Hinter dem magersüchtigen Verhalten wird von Verhaltenstherapeuten oft ein fehlerhafter Lern- und Konditionierungsprozeß gesehen. Da das magersüchtige Verhalten das Eßverhalten betrifft, sind vor allem die Mahlzeiten in der Familie, sowie der Eßstil der Familie Grundlage der Forschung gewesen. Dabei wurde festgestellt, daß es immer Eßgewohnheiten gab, die von der Magersüchtigen sehr negativ erlebt wurden. Solche Eßgewohnheiten waren z.B. Störungen bei den Mahlzeiten, unmanierliches oder hastiges, unruhiges Essen, selten Rücksichtnahme auf den Geschmack der Magersüchtigen, was z.B. Art und Anrichtung der Speisen betrifft oder auch direktes Nötigen zum Essen. Diese negativen Eßerfahrungen könnten von der Magersüchtigen als eine Art der Bestrafung empfunden werden. Die Nahrungsverweigerung ist dann das Mittel, um dieser Bestrafung zu entgehen. Solcherlei Art des Verhaltens wird als fehlerhafter Lernprozeß gesehen, der die negativ erlebten Umwelteinflüsse in direkten Zusammenhang zu dem Eßverhalten stellt (Aliabadi u. Lehnig, 1982).

Um dergleichen Lernprozesse zu erklären, werden sowohl klassische als auch operante Konditionierungs- oder Modellernprozesse herangezogen.

In Kanfers SORKC-Modell werden nachstehende Bedingungsvariablen unterschieden:

S   –   vorhergehender Stimulus

O   –   Organismus (biologische Ausstattung)

R   –   Reaktionsrepertoire

K   –   Kontingenzverhältnisse (charakterisieren die Beziehung zwischen R und C)

C   –   Verhaltenskonsequenz (Kanfer u. Philipps, 1970).

Ausgehend von diesen Bedingungsvariablen hat Hautzinger (1980) ein Ätiologiemodell entwickelt, das die Entstehung der Eßstörung durch klassische und operante Konditionierung und Modellernen beschreibt. Er sieht eine Verstärkung des magersüchtigen Verhaltens auch in der negativen Reaktion der Eltern auf dasselbe. Allein durch ihre Aufmerksamkeit besteht die Möglichkeit der Verstärkung. Die Magersüchtigen lernen dann, daß sie durch ihr Verhalten ihre Umgebung beeinflussen und kontrollieren können. In seinem verhaltensanalytischen Bedingungsmodell berücksichtigt Hautzinger (1980) die Merkmale der Magersüchtigen ebenso wie das soziale Umfeld. Er bezieht vorbestimmende und auslösende Faktoren (vorherige Reizbedingung, auslösende Situationen und Einstellung der Magersüchtigen), Körper- und Verhaltensmerkmale der Magersüchtigen und aufrechterhaltende Faktoren ein. Die Aufstellung der einzelnen Bedingungen und in welcher Weise sie zusammenwirken können, können den Abbildungen 1 und 2 entnommen werden.

Abbildung 1 – Verhaltensanalytisches Bedingungsmodell (Hautzinger, 1980, S. 218)

(übersetzt von Esther Wollenschläger)

- *Vorangehender Reiz und kognitiver Zustand (S/UCS)*
- *gespannte, stark konfliktreiche Familiensituation*
- *emotioneller Entzug, wenig Fürsorge*
- *ambivalente Beziehung zur Mutter, Vater und/oder Geschwister*
- *Konflikte und Rivalitäten mit Geschwistern*
- *Einstellung gegenüber Sexualität, gegenüber Aggressionen (Tabus, Normen)*
- *persönliche Erfahrung mit „übergewichtig sein" (Hänselei)*
- *Furcht vor Fettleibigkeit, Ablehnung dicker Leute*
- *übergewichtige Mutter*
- *eine Abneigung fördernde Eßsituation (Hast, Ruhelosigkeit, Tischmanieren)*
- *Erfolgsdruck, Zwang zu speziellen Aktivitäten und Schule*
- *fehlendes oder negatives Rollenvorbild für die weibliche Rolle, männliche Rolle und/oder Erwachsenenrolle*
- *Nichtbeherrschung von biologischen und sozialen Funktionen*
- *erlöschende Bedingungen (wenige soziale befriedigende Kontakte; Rivalitäten, Freundschaft abhängig von physischer Attraktivität)*
- *fehlende Geschicklichkeit, um sozial frustrierende Situationen zu meistern und für die Aufnahme von sozial befriedigenden Kontakten (Bedingung für Verstärkung)*
- *Auslösende Situations- und Erkenntnismerkmale (SD)*
- *Verlusterfahrung (Freunde, Eltern)*
- *Spannungen in der Familie (Ehe der Eltern)*
- *übertriebene Anforderungen (im Bereich der Leistung und emotional)*
- *Entwurzelungen (Wohnsitzwechsel)*
- *Ungewißheit der Identität (Minderwertigkeitsgefühle)*
- *Mangel an Orientierung*
- *Schlankheitsideale („peer"-Gruppe)*
- *Gefühl der Hilflosigkeit*
- *depressive Gedanken*
- *Organische Variablen (O)*
- *biologischer Prozeß der Reifung*
- *Entwicklung der sekundären Geschlechtsmerkmale*
- *vegetative Labilität (Hormonschwankungen)*
- *Verhaltensebene (R/UCR/CR)*
- *Anorexia nervosa*

- *Essensverweigerung*
- *Appetitlosigkeit*
- *Erbrechen*
- *zwanghaftes Essen, Eßattacken mit späterem selbstinduziertem Erbrechen*
- *Angst*
- *Nervosität*
- *Ekel*
- *Überaktivität*

- *Verhaltenskonsequenzen (C)*

- *Erreichen des Schlankheitsideals (C^+)*
- *Fürsorge (C^+)*
- *Bestrafung (Mißachtung übertriebener Kritik) (C^-)*
- *Vermeidung von Schmerzen, Übelkeit (C^-)*
- *Abwesenheit von Bestrafung (C^-)*
- *Kontrolle über biologische Funktionen (C^-)*
- *Kontrolle von sozialen Situationen (C^-)*

- *Abhängige Beziehung (R)*

- *periodische Verstärkung*
- *variables Programm der Verstärkung*

Abbildung 2 -- Verhaltensanalyse einer magersüchtigen Patientin (Hautzinger, 1980, S. 220)
(übersetzt von Esther Pankratius)

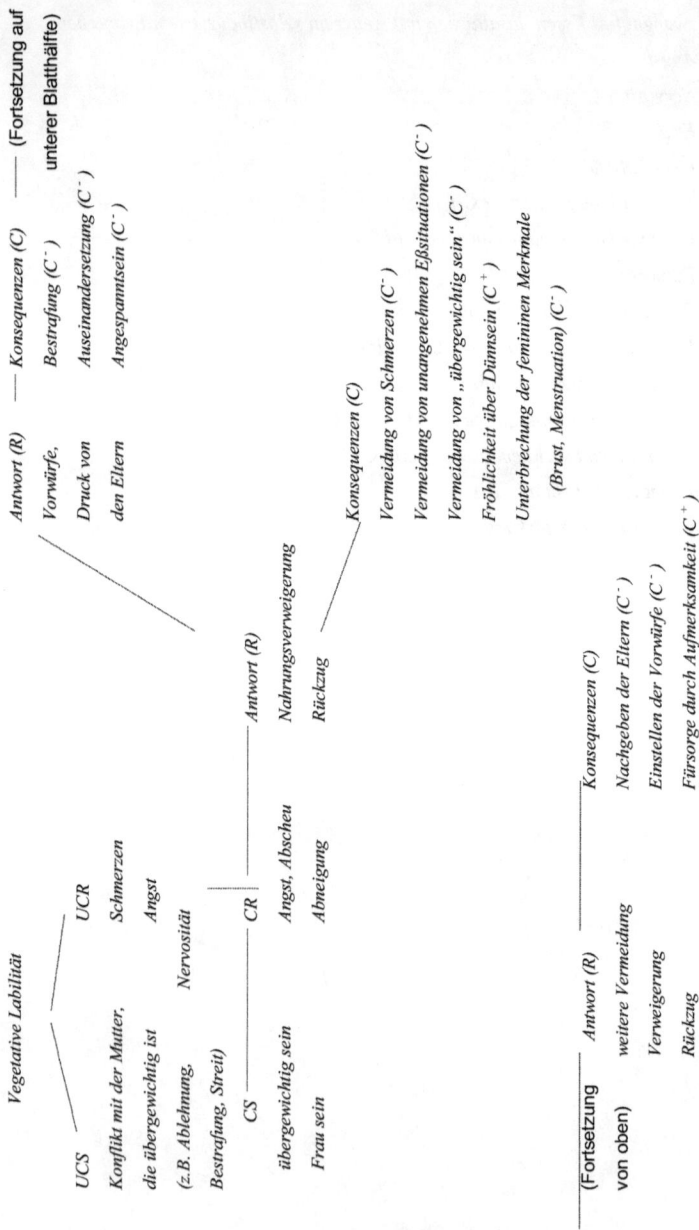

Vegetative Labilität

UCS
Konflikt mit der Mutter,
die übergewichtig ist
(z.B. Ablehnung,
Bestrafung, Streit)

UCR
Schmerzen
Angst
Nervosität

CS
übergewichtig sein
Frau sein

CR
Angst, Abscheu
Abneigung

Antwort (R)
Nahrungsverweigerung
Rückzug

Antwort (R)
Vorwürfe,
Druck von
den Eltern

Konsequenzen (C)
Bestrafung (C⁻)
Auseinandersetzung (C⁻)
Angespanntsein (C⁻)

— (Fortsetzung auf
unterer Blatthälfte)

Konsequenzen (C)
Vermeidung von Schmerzen (C⁺)
Vermeidung von unangenehmen Eßsituationen (C⁻)
Vermeidung von „übergewichtig sein" (C⁺)
Fröhlichkeit über Dünnsein (C⁺)
Unterbrechung der femininen Merkmale
(Brust, Menstruation) (C⁻)

(Fortsetzung
von oben)

Antwort (R)
weitere Vermeidung
Verweigerung
Rückzug

Konsequenzen (C)
Nachgeben der Eltern (C⁻)
Einstellen der Vorwürfe (C⁻)
Fürsorge durch Aufmerksamkeit (C⁺)

2.3. Familientherapeutischer Ansatz

Der familientherapeutische Ansatz ist, obwohl er in den letzten Jahrzehnten intensiver erforscht wurde, kein absolut neuer.

Schon im letzten Jahrhundert wurden Gedanken geäußert, daß „die Patientinnen moralische Unterstützung benötigen und daß, wenn möglich, eine Veränderung der familiären Beziehungen vorgenommen werden sollte" (Gull, 1873). Es wurde schon erwähnt, daß Patientinnen eng mit ihren Familien verbunden sind und deswegen bei einer Analyse der Krankheit auch die Familie mit einzubeziehen ist. Immer, wenn bei einer Krankheit, wie auch bei der Magersucht ein moralisches Element eine Rolle spiele, so sei auch das moralische Milieu, in dem die Magersüchtige lebe, von großer Bedeutung (Laségue, 1873).

Bevor auf die besonderen Merkmale der Familienstruktur etc. eingegangen wird, sollen die Gedanken einiger Kritiker Berücksichtigung finden. Sie sind der Ansicht, daß die Familie einer Magersüchtigen unter dem enormen Leidensdruck diese Besonderheiten entwickelt hat, und daß es ohne den Druck der Magersucht eine ganz normale Familie ist. Sehr viele empirische Beweise zur Widerlegung dieser Kritik gibt es nicht. Es soll dazu nur eine Studie von Crisp et. al. (1974) angeführt werden. Zu Beginn einer Therapie unterschieden sich die „Test"-Eltern nicht von einer Kontrollgruppe. Nachdem sich das Eßverhalten der magersüchtigen Tochter sowie deren Gewicht normalisiert hatte, nahmen jedoch bei den Vätern Depressionen und bei den Müttern Ängste zu. Das zeigt eigentlich, daß die Magersucht der Tochter eine Funktion hatte und Depressionen bzw. Ängste zurückhielt. Das pathologische Familienmuster trägt demnach also doch mehr primären Charakter. Ebenso spricht für diese Annahme, daß mit der Lösung der familiären Probleme (z.B. durch Therapie) auch eine Besserung des Magersuchtverhaltens einherging.

Merkmale der Familie

Häufig stammen Magersüchtige aus der oberen Mittelschicht. Meistens legen die Familien großen Wert auf Einhaltung der gesellschaftlichen Normen. Pflichterfüllung, sehr gute Schulleistungen, sowie ein guter Stand in der Berufswelt sind von großer Bedeutung. Die Eltern finden es wichtig, ihren Kindern all' das zu bieten, was anderen Kindern der gleichen sozialen Schicht auch geboten wird. Auch in der Aufteilung der Rollen ist die Familie durchaus traditionell. Der Vater ist der Kopf der Familie und der Ernährer. Die Frau sorgt für Mann und Kinder. Sie hat darauf zu achten, daß alles harmonisch abläuft und den Kindern eine vorbildliche Erziehung zuteil wird (Gerlinghoff, 1992).

So beschreibt eine Magersüchtige ihre Familie auch folgendermaßen:

> *„Heute weiß ich, daß meine Eltern nach einem klaren Rollenverständnis lebten: Mein Vater kümmerte sich um das Geschäft, meine Mutter opferte sich für die Familie auf. Meinen Vater durfte man nicht mit seinen kleinen Freuden oder Nöten stören, da er sowieso schon so viel im Kopf hatte (...) Meine Mutter nahm sich keine Zeit für sich; sie war nur für uns da, sorgte dafür, daß wir unser Recht bekamen, daß der Haushalt korrekt ablief und daß es zu keinen Spannungen kam. (...)"* (Gerlinghoff, 1992, S.75).

Es soll noch eine Familienbeschreibung einer Magersüchtigen wiedergegeben werden, die den Lebensstil einer solchen Familie anschaulich beschreibt. Natürlich ist das nur ein Beispiel einer Familie und nicht generell übertragbar, aber es veranschaulicht den Lebensstil doch sehr gut.

> *„Alles, was in unserer Familie passiert, ist geregelt, vom frühen Morgen bis zum späten Abend, so war es früher, und so ist es auch noch heute. Wir müssen fragen, wenn wir Kaffee kochen, wenn wir ein Brot oder einen Joghurt essen wollen. Alles im Kühlschrank ist für irgend einen Anlaß bestimmt. Die vier Joghurts, von denen ich nachts manchmal gern einen gegessen hätte, sind für den Nachtisch am nächsten Tag, ich weiß das. Es gelten ungeschriebene Gesetze allüberall, und ich rühre nichts an, was mir nicht zugeteilt ist. Freunde anrufen geht nicht, Telefongespräche, die sich vermeiden lassen, sollten auch nicht geführt werden. Ich durfte meinen Schulranzen nicht im Treppenhaus abstellen. Zeit für Hausaufgaben war nach dem Mittagessen. Gebadet wurde nur samstags. Die Spülmaschine mußte ausge-*

*räumt werden, wenn sie fertig war, egal zu welcher Tageszeit. Die Küche wurde
saubergemacht, sobald man fertig gegessen hatte, egal, was man sonst vorhatte.
Unterhosen mußten ebenso wie Handtücher gebügelt werden. In der Stadt einen
Kaffee trinken, war unnötig, zu Hause gab es ihn billiger. Fahrräder mußten abge-
schlossen werden, wenn man sie auch nur Sekunden abstellte. Das Gartentor mußte
immer zu sein. Widerworte gegen Erwachsene, speziell meine Eltern, waren
schändlich, Blockflötenunterricht unerläßlich, ebenso wie das Nachtgebet, das
ausfiel wie der Gutenachtkuß, wenn man etwas angestellt hatte. Hagebuttenmar-
melade gab es nur im Winter, Kuchen und Frühstückseier nur sonntags; jeden
Morgen vier Toastbrote und samstags Brötchen. Töpfe durften nicht in die Spülma-
schine. Freitags wurde geputzt. Eine volle Badewanne war unnötig, eine halbvolle
tat es auch. Der Kaffeekonsum war zu teuer, mit soundsoviel Kaffee mußte man
soundso lange auskommen. Eine Welt ohne Ordnung ist Chaos, deshalb bezeichnet
meine Mutter meinen Bruder und mich oft als Chaoten; mein Bruder mag nämlich
Frühstückseier auch unter der Woche." (Gerlinghoff & Backmund, 1989, S. 75-76)*

Viele Familien von Magersüchtigen sind von konventionellen, gesellschaftlichen Kontakten abgesehen, sehr isoliert. Bei ihnen ist meist alles geregelt.
Selbst wann Spielkameraden der Kinder zu kommen haben, wird im voraus
geplant. Was darüber hinausgeht ist oft unerwünscht. Der Mangel an
Kontakten nach außen kann einer Magersüchtigen die Loslösung vom
Elternhaus sehr erschweren. So sah eine Patientin von Klessmann und
Klessmann (1988) ihre Familie als eine richtige Fluchtburg. Dagegen sah sie
die Wiese, die diese Burg umgab, als eine bedrohliche Weite. Die Außen-
welt erlebte sie als bedrohlich und unzugänglich. Sofern die Eltern wenig
Kontakte pflegen, kann eine Magersüchtige schwere Schuldgefühle entwik-
keln, wenn sie sich vom Elternhaus lösen möchte, da sie ja quasi die Eltern
allein zurückläßt. Ferner ist eine Ablösung vom Elternhaus dadurch erschwert, daß Eigenständigkeit und Individualität in diesen Familien meist
nicht gefördert werden. Es verstößt oft gegen den Sittenkodex der Familie,
wenn ein Mitglied eigene Gedanken entwickelt, die von denen der anderen
Familienmitglieder abweichen. Der familiäre Umgang ist häufig trotz des
Einheitsstrebens nur sehr formell. Gefühle werden kaum zum Ausdruck
gebracht, und wenn, dann nur sehr dosiert und beherrscht (Gerlinghoff,
Backmund, 1989). So fehlt den Magersüchtigen oft die Übung einen eigen-

ständigen Platz innerhalb eines Freundeskreises einzunehmen. Da sie nur wenig Alternativen zum Umgang mit der Familie haben, fällt eine Ablösung von derselben viel schwerer.

Rolle der Mutter

Von den Merkmalen der Familie als solche, soll nun auf die Merkmale der Mutter im besonderen eingegangen werden. Die Beziehung der Magersüchtigen zu ihrer Mutter spielt eine zentrale Rolle. Dies wird auch deutlich, wenn man den gesellschaftlichen Aspekt der Beziehung betrachtet. In unserer Gesellschaft ist Ernährung und alles, was damit zusammenhängt zum größten Teil Frauensache. Ehefrauen und Mütter zeigen der Familie ihre Liebe und Zuwendung dadurch, daß sie gut für sie sorgen, z.B. etwas Leckeres kochen. Auf der anderen Seite bedeutet es für die Mutter eine schwere Zurückweisung, wenn das Kind die Nahrung verweigert. Die Beziehung einer Magersüchtigen zu ihrer Mutter ist meistens sehr stark und eng. So kann nach Bruch (1980) die Überfürsorge der Mutter beim Stillen dazu führen, daß Nahrungsaufnahme nicht so sehr die eigenen Bedürfnisse zu stillen hat, sondern mehr mit der Beziehung zur Mutter zu tun hat. Das wird oft später weiter verstärkt, indem die Fürsorge der Mutter sich hauptsächlich auf den Körper der Tochter bezieht. Außerdem ist die Aufopferung der Mutter häufig körperlicher Art gewesen. Constam (1991) führt hier an, daß die Mutter beinahe bei der Geburt der Tochter gestorben wäre, oder daß sie nur unter Schmerzen habe stillen können, oder daß sie durch die Versorgung des Säuglings psychisch total ausgelaugt wurde. Das kann dazu führen, daß die Magersüchtige starke Schuldgefühle der Mutter gegenüber entwickelt, oder daß sie überhaupt immer meint, ihre Existenz rechtfertigen zu müssen. Da sich die Mutter während der Magersucht der Tochter häufig für deren Körper verantwortlich fühlt, trifft sie die Krankheit besonders stark. Auch die Töchter fühlen sich stark für die Mütter verantwortlich. Die Mutter wünscht sich vielleicht, daß die Tochter ihre unerfüllten Träume verwirklicht. Die Tochter meint, dazu verpflichtet zu sein, ist aber der Sache nicht gewachsen.

Gerlinghoff (1992) zeichnet das Bild einer Mutter dergestalt: Die Mutter bestimmt alles in der Familie. Sie weiß was gut für ihre Kinder ist und was nicht und gibt sich hin für ihre Familie. Letztlich erwartet sie dann, natürlich nicht bewußt, daß die Kinder sich auch ihr hingeben. Mädchen, die später magersüchtig werden, passen sich den Vorstellungen der Mutter meist an und gehen eine symbiotische Beziehung zu ihr ein, in der sie zum Produkt der Mutter werden und wo es keinen Raum für individuelle Entfaltung gibt. So schrieb eine Patientin von Gerlinghoff:

„Zuweilen drängte sich mir das ungute Gefühl auf, mit meiner Mutter so verwachsen zu sein wie ein siamesischer Zwilling mit seinem Zwilling. Ich hatte das Gefühl, alle unsere Funktionen seien gekoppelt. Ich wußte, eine Operation wäre notwendig zur Trennung, war aber gleichzeitig der Überzeugung, daß nur einer überleben würde und ein eigener, einzigartiger Mensch werden könne...." (Gerlinghoff, 1992, S.73).

„Ich brauchte die Liebe und Zuneigung meiner Mutter und verhielt mich schließlich nur noch so, wie sie es sich wünschte. Sie war in mir allgegenwärtig; auch wenn sie nicht anwesend war, tat ich nichts, von dem ich wußte, daß sie es ablehnte. Sie hatte mich vereinnahmt, so stark, daß sie angeblich immer wußte, was ich fühlte, dachte, was für mich in der jeweiligen Situation das Beste war. Sie wußte, wann ich müde war, wann ich Hunger hatte, wieviel ich essen mußte, wann es mir seelisch schlecht ging, was ich dachte; sie beanspruchte alles für sich, so daß für mich nichts mehr übrigblieb und ich nur noch für sie lebte..." (Gerlinghoff, 1992, S. 81).

Die Mutter möchte letztlich auch nicht, daß die Tochter sich löst, weil sie damit ihren Lebensinhalt bedroht sieht. Häufig ist sie enttäuscht vom Ehepartner, weil die Kommunikation sehr oberflächlich ist. Wenn die Ehepartner miteinander sprechen, stehen Probleme und Sorgen um die Kinder im Vordergrund. Manche der Mütter haben ihre Berufsausbildung abgebrochen oder ihre Karriere aufgegeben, um für die Familie da zu sein. Diejenigen, die noch im Beruf tätig sind, fühlen sich durch die Familie gehindert, ihre volle Leistung im Beruf zu bringen. Viele Mütter von Magersüchtigen können sich mit der Rolle, die sie übernommen haben, nicht identifizieren und sind damit unzufrieden. Sie suchen ihre Befriedigung über

die Kinder und durch sie ihre unerfüllten Wünsche zu realisieren. Magersüchtige sind sehr sensibel und empfinden die Stimmungen der Mutter sehr
stark. Sie spüren, daß es keine Freude ist eine Frau zu sein, sondern ein
biologisches Schicksal. Mit der Magersucht verschließen diese Mädchen
sich der Frauenrolle, die für sie keinen Anreiz bietet.

Rolle des Vaters

Zur Rolle des Vaters wird in der Magersuchtliteratur nicht sehr viel gesagt.
Das kommt daher, weil z.B. in tiefenpsychologischen Studien die Erfor-
schung der Mutterbeziehung den Vorrang hat. Viele Magersüchtige haben
kaum negative Erlebnisse mit dem Vater in Erinnerung, da sie ihn nicht als
anwesend erlebt haben. Sie gehen dann von der Annahme aus, die Beziehung zu ihrem Vater sei in Ordnung gewesen. Wenn der Vater wirklich nicht
anwesend war (z.B. durch Scheidung, Tod oder Selbstmord), dann empfindet die Magersüchtige noch eher den Mangel. Meistens aber ist es so, daß
der Vater zwar real anwesend war, aber die Magersüchtige nicht den
erwünschten Kontakt zu ihm hatte. Oft waren diese Väter durch ihre Arbeit
so beansprucht, daß für die Familie nicht genügend Zeit vorhanden war.
Vielleicht konnte die Tochter aber den Kontakt auch nicht herstellen, weil
der Vater sich emotional sehr distanziert verhielt. In vielen Fällen bemerken
Magersüchtige erst im Umgang mit anderen Vätern, daß in ihrem eigenen
Vaterbild eine merkwürdige Leere vorherrscht (Constam, 1991).

Zwei Patientinnen von Gerlinghoff charakterisieren ihren Vater mit diesen
Worten:

„Mein Vater trat in meinem Leben kaum auf. Er wirkte auf mich unnahbar und
hypernervös. Ich hatte keinen persönlichen Kontakt zu ihm..." (Gerlinghoff, 1992,
S. 75).

„Meinen Vater bekamen wir nur selten zu sehen, sein Beruf ging ihm immer über
alles. Er verbrachte die meiste Zeit seines Lebens an seinem Arbeitsplatz, und tut
es auch heute noch. Er hat ein hohes Verantwortungs- und Pflichtbewußtsein, ich
glaube, er mißtraut den Fähigkeiten anderer und kann sich nicht eingestehen, daß
es auch einmal ohne ihn gehen könnte. (...) Er ist sehr ehrgeizig und hat eine große

Intoleranz gegenüber eigenem Versagen: Irgendwie ist er ein Perfektionist in allem, was er macht. Gelingt ihm etwas nicht, verschlechtert sich seine Stimmung sofort. (...) Zu Hause ist mein Vater meist müde gewesen (...) meistens wollte er nur seine Ruhe haben..." (Gerlinghoff, 1992, S. 79).

Möglich ist auch, daß die Magersüchtige ihren Vater als besonders nah erlebt hat. Wenn eine Tochter die Vertraute des Vaters wird und die Funktion eines „Ersatzpartners" einnimmt, kann das in ihr große Verwirrung und tiefe Schuldgefühle auslösen, selbst wenn keine sexuellen Kontakte stattfinden. Sexuelle Annäherungen hinterlassen natürlich noch weit größere Verwundungen, Schuld- und Haßgefühle (Sandford & Sandford, 1982; Christian & Johnson, 1988).

Wie die Magersüchtige die Beziehung zum Vater auch zu schildern vermag, meistens hat sie ihn jedoch nicht sehr positiv erlebt.

Kommunikations- und Interaktionsmuster

Magersüchtige sind meistens sensible Kinder, die feinfühlig auf die Interaktionsmuster in der Familie reagieren. So geht Stierlin (1978) davon aus, daß Eltern bestimmte Aufgaben an die Kinder delegieren. Normalerweise verhilft das dem Kind zur Sinnfindung im Leben. Probleme bekommt das Kind, wenn es widersprüchliche Aufträge erhält. (Zwei Aufträge könnten z.B. so lauten: „Werde etwas Besonderes, verwirkliche etwas, was uns vorenthalten wurde!" und außerdem aber: „Wage es nicht, uns zu übertreffen!"). Möglich ist auch, daß beide Elternteile entgegengesetzte Aufträge geben. Das Kind weiß dann nicht mehr, wem es folgen soll. Weiterhin führt Stierlin aus, daß das Kind vielleicht einen Auftrag bekommt, aber nicht ausgesandt wird. Bei großer Verpflichtung zur Elterntreue wird es sich nicht vom Elternhaus lösen können oder enorme Schuldgefühle entwickeln.

Selvini Palazzoli sieht das Kommunikationsverhalten einer „magersüchtigen Familie" folgendermaßen:

- Die Aussagen der Familienmitglieder sind oft inhaltlich nicht identisch. Was andere Familienmitglieder über die Beziehungen innerhalb der Familie sagen, wird verworfen.

- Vielfach ist auch nicht klar, wer in der Familie die Führung übernimmt. Es wird in der Familie in der „Man-Form" kommuniziert, wie „man solle doch die Wäsche aufhängen". Sensible Kinder fühlen sich bei solchen Wünschen immer angesprochen. Sie geraten dadurch unter massiven Druck und bekommen Schuldgefühle, wenn sie diesen Wünschen nicht nachkommen. Im Grunde genommen sind solche Appelle verdeckte Machtausübung, ebenso wie auch die Magersucht. Denn auch bei letzterer ist nicht klar, an wen sich die stummen Vorwürfe richten.

- Da in der Familie eine Zweierkoalition als Komplott gegen die anderen Familienmitglieder verstanden wird, sind meistens nur verdeckte (unbewußte) Zweierkoalitionen vorhanden.

- So wie in einer solchen Familie niemand bereit ist, die Führung zu übernehmen, ist auch niemand bereit, die Verantwortung für die Familie zu übernehmen.

- Konflikte innerhalb der Familie werden nie offen ausgetragen. Es wird immer eine „Schein"-Harmonie aufrechtgehalten.

- Familien leben oft in städtischer Umgebung, haben aber einen Lebensstil, der den ländlich-patriarchalischen Wertvorstellungen entspricht, worunter dann besonders die weiblichen Familienmitglieder leiden (Selvini Palazzoli, 1978).

Andere Autoren beschreiben die Interaktionsmuster etwas anders, teilweise sind sie aber auch mit denen von Selvini Palazzoli identisch:

1. Verstrickung: Mit Verstrickung ist die mangelnde Abgrenzung zwischen den Generationen und Übergriffe in die Privatsphäre eines anderen gemeint. Die Eltern mischen sich in die Gedanken, Gefühle, Kommunikation und Tätigkeit der Kinder ein und umgekehrt.

2. Überfürsorglichkeit: Dies ist das unangemessene Ausmaß des Interesses am Wohle des anderen. Die Überfürsorge der Eltern erschwert dem Kind die Ablösung.

3. Starrheit und Intoleranz gegenüber Veränderungen. Die Familie ist bestrebt die Umgangsformen und die Familienstruktur so beizubehalten, wie sie immer gewesen ist, unberücksichtigt von der Adoleszenz der Kinder, die normalerweise Veränderung bedingt.

4. Konfliktvermeidung (welche auch Palazzoli anführt). Familienmitglieder gehen allen Problemen aus dem Weg. Dadurch bleiben die Probleme ungelöst und werden ins Unterbewußte verdrängt. Häufig wird den Problemen ausgewichen, indem die Familienmitglieder sich aus dem Weg gehen oder, wenn eine Flucht nicht möglich ist, durch Zerreden des Konfliktes oder durch Ablenken vom problembehafteten Thema (Morgan & Russell, 1975; Minuchin, Rosman & Baker, 1981; Garfinkel et al, 1983).

Die Konfliktvermeidung kann so weit führen, daß die Kinder bei Geschenken den Eltern gegenüber Freude heucheln, obwohl ihnen das Geschenk nicht gefällt. Mißfallen kann nicht geäußert werden, weil die Eltern nicht betrübt werden dürfen. So beschreibt eine Magersüchtige z.B. eine Reise mit ihrer Familie:

„Wichtig scheint mir die Reise mit meiner Familie durch Amerika: Niemandem in meiner Klasse war bisher ähnliches geboten worden, und ich wurde von vielen beneidet. Mein Vater hatte die Reise vorher genau geplant und ausgearbeitet. Auf einmal, irgendwann, bekam ich einen wahnsinnigen Haß auf diese Reise, auf dieses Land, vor allem auf meine Familie; jeden Tag ein anderes Hotel, jeden Tag stundenlang im Auto, immer neue Sehenswürdigkeiten, immer mehr geheuchelte Begeisterung, immer tiefere Dankbarkeit. Ich weiß noch genau, wir saßen in einem Restaurant beim Mittagessen. Auf einmal bekam ich keine Luft mehr, ich hielt es nicht mehr aus; ich rannte hinaus aus dem Hotel auf die Straße, ich wollte und konnte nicht mehr, ich wollte nur noch weg, weg von dieser Familie. Und dann war es wie immer. Ich ging zurück, setzte mich an den Tisch, so als wäre ich nur auf der Toilette gewesen, und wir fuhren weiter. Wieder saß ich im Auto, freundlich lächelnd, innerlich beschämt, daß ich weggelaufen war, wieder voll Dankbarkeit, Eltern zu haben, die mir nur Gutes taten..." (Gerlinghoff, 1992, S.87).

2.4. Feministischer Ansatz

Der feministische Ansatz sieht die wesentliche Ursache der Magersucht in der Benachteiligung der Frau in einer frauenfeindlichen Gesellschaft. Orbach versteht die Magersucht als eine Protestform gegen weibliche Diskriminierung. Sie vergleicht eine Magersüchtige mit einem politischen Gefangenen, der einen Hungerstreik beginnt, um darauf aufmerksam zu machen, wie ungerecht seine Inhaftierung ist. Genau diesen Sachverhalt verdeutlicht die Magersüchtige mit ihrem Hungerstreik.

> *„Ihre Selbstverleugnung ist letztendlich ein Protest gegen die Gesetze, die das Leben einer Frau begrenzen. Eine Forderung nach dem uneingeschränkten Recht zu leben" (Orbach, 1990, S.144).*

Die unangemessene Behandlung der Mädchen beginnt bereits bei ihrer Sozialisation.

Sozialisation von Mädchen

Die Sozialisation von Mädchen zielt naturgemäß darauf ab, sie als Mädchen in die Gesellschaft einzuführen. Diese ist ganz anders als die von Jungen. Mädchen lernen, ihre eigene Identität nur über die Meinung von anderen zu bilden. Mädchen lernen mit sich selbst zufrieden zu sein, wenn andere mit ihnen zufrieden sind. Ihr Selbstwertgefühl hängt stark davon ab, wie andere sie einschätzen und sich ihnen gegenüber verhalten und nicht so sehr von der eigenen Beurteilung der eigenen Leistung. Und da in unserer Gesellschaft dicke Leute oft als undiszipliniert und dumm angesehen werden, wird eine übergewichtige Frau kaum ein positives Selbstbild aufrechterhalten können (Lawrence, 1986).

Dadurch, daß Mädchen lernen, die eigene Identität über die Meinung anderer zu bilden, streben sie auch danach, von anderen für attraktiv gehalten zu werden. Sie wissen, daß ihre Kleidung, ihre Figur von anderen beschaut und kommentiert wird. Und dementsprechend haben sie, wenn sie akzeptiert werden wollen, sich den gesellschaftlichen Vorstellungen über eine attraktive Frau anzupassen.

Mädchen bekommen in der Sozialisation beigebracht, sich eng an ihre Bezugspersonen zu halten, viele Fragen zu stellen. Jungen lernen dagegen selbständig zu handeln und aktiv zu sein. Bei Mädchen nimmt die Selbstbefangenheit aufgrund der Sozialisation in der Pubertät zu, bei Jungen nimmt sie eher ab. Jungen werden ermutigt ihre Familien zu verlassen, selbständig zu werden und ihren Lebenssinn im Beruf zu finden. Mädchen sollen dagegen nur ihre Familien verlassen, um eine neue Familie zu gründen. Ihren Lebenssinn sollen sie darin finden, daß sie Mann und Kinder versorgen (Boskind-White & White, 1991; Bardwick, 1971).

Boskind-White zitiert dazu Lenore Weitzmann, die 1972 an der Yale University eine Analyse preisgekrönter Vorschulbilderbücher durchführte:

„Kleinen Jungen zollt man Beachtung und Lob für ihre Leistungen und ihre Klugheit. Für Mädchen ist Leistung gleichbedeutend mit Heirat und Kinder bekommen. Der Status der meisten Frauen in Bilderbüchern ergibt sich allein aus ihrer Beziehung zu herausragenden Männern - sie sind Ehefrauen von Königen, Richtern, Abenteurern und Forschern, aber sie selbst sind keine Herrscher, Richter, Abenteurer und Forscher. Die Bilderbücher lehren die Mädchen, nicht viel vom Leben zu erwarten, weil darin nur wenig für sie als erreichbar dargestellt wird... Frauen ... können nur insoweit erfolgreich sein, als sie attraktiv und angepaßt sind, sowie wenn sie anderen dienen“ (Boskind-White, 1991, S.114).

Durch die entsprechende Sozialisation kann ein Mädchen später in einen Rollenkonflikt geraten.

Rollenkonflikt

Es wird oft gesagt, daß die Magersüchtigen ihre Weiblichkeit ablehnen und ihre Rolle als Frau nicht einnehmen. Genauer wäre die Sachlage beschrieben, wenn gesagt würde, daß die Magersüchtige die Frauenrolle, wie die Gesellschaft sie vorlebt, nicht annehmen möchte.

Manchmal wird die Frauenrolle von der Mutter der Magersüchtigen sehr negativ dargestellt. Diese Mütter haben oft ihr Leben zugunsten der Familie geopfert und auf eigenes Leben fast gänzlich verzichtet. Teilweise wird die Unzufriedenheit mit ihrem Leben, und das Gefühl etwas versäumt zu haben, auch den Töchtern sehr deutlich. Oft haben diese Mütter sich nie mit der Rolle als Frau identifiziert, die sie übernommen haben, obwohl sie das selbst nicht zugeben würden. Nach außen füllen sie die Rolle perfekt aus. Nur die Töchter, die so eng mit ihrer Mutter verbunden sind, empfinden die Lage der Mutter und lehnen diese Frauenrolle ab (Gerlinghoff & Backmund, 1989). Eine Magersüchtige schrieb:

„Meine Mutter war mir ein lebendes Beispiel, was mich als Frau erwartete; das machte mir Angst und schreckte mich ab" (Gerlinghoff & Backmund, 1989, S.71).

Wenn ein Mädchen sich demzufolge von der Frauenrolle abwendet, die ihre Mutter ihr vorlebte und nach einer Frauenrolle Ausschau hält, die die Gesellschaft für intelligente und an ihrer Ausbildung interessierte Mädchen anzubieten hat, wird sie nicht minder enttäuscht sein:

„... da gibt es einerseits das Bild der erfolgreichen Geschäftsfrau; Direktorin bei IBM oder das der englischen Premierministerin: Hart, rücksichtslos, selbstsüchtig. Oberflächlich attraktiv vielleicht, aber im Grunde ungeeignet für Ehe und Mutterschaft, also der eigentlichen Bestimmung der Frau. Und andererseits das Bild vom 'Blaustrumpf', der 'asexuellen' Frau, der alten Jungfer. Isoliert, reizlos und einsam hat sie 'besten Jahre ihres Lebens geopfert', um irgendeiner langweiligen Sache zu dienen, für die es sich letztlich nicht gelohnt hat. In keinem der beiden Stereotypen kann ein intelligentes Mädchen Vorbilder für die eigene Lebensplanung sehen, mit keinem kann es sich identifizieren" (Lawrence, 1986, S. 56-57).

Eine Studentin beschrieb genau dieses Rollendilemma in ähnlicher Weise. Sie sagt, ihr Vater erwarte von ihr, daß sie in jedem Fach eine Eins habe. Ihr Onkel dagegen fände es für ein Mädchen absolut unpassend am Samstagabend nicht auszugehen, weil sie lernen müsse. Auch ihre Mutter würde ähnlich reagieren, wenn sie meint, ihre Tochter dürfe nicht zu klug werden, so daß kein Mann mehr gut genug für sie sei (Komarovsky, 1973). Solche Rollenkonflikte können pubertierende Mädchen sehr stark beunruhigen und verwirren, und für manche scheint es eine „Lösung" zu sein, wenn sie sich der Erwachsenenrolle gänzlich entziehen und in die Magersucht flüchten.

Frauen und Sexualität

Auch die sexuelle Revolution der sechziger Jahre kann zum Anstieg der
Magersucht beigetragen haben. Vorehelicher Sex war in unserer Gesellschaft nicht erlaubt. Jetzt aber fühlen sich junge Leute geradezu animiert,
schon sehr frühzeitig sexuelle Erfahrungen möglichst mit mehreren Partnern
zu machen. Mit dieser Freizügigkeit können Frauen nicht mehr die Gefühle
der Intimität, der Sicherheit und der Zusammengehörigkeit empfinden, die
für eine Frau dabei so wesentlich sind. Frauen werden dadurch in existenti-
elle Ängste getrieben und noch mehr als je zuvor dazu gezwungen, mit
sexueller Attraktivität um die Aufmerksamkeit der Männer zu wetteifern
(Boskind-White & White, 1991).

Ebenso sieht Bruch in der größeren sexuellen Freiheit einen Grund für die
Magersucht. Ein Mädchen, das mit 15 oder 16 Jahren noch keine heterose-
xuellen Erfahrungen gemacht hat, wird von den anderen Gleichaltrigen wie
eine Außenseiterin behandelt. So beobachtete Bruch, daß die Magersucht oft
zutage trat, nachdem in der Schule ein Film gezeigt oder eine Unterrichts-
stunde abgehalten wurde, die dem Mädchen nahelegte, sexuelle Erfahrungen
zu machen, zu denen sie noch gar nicht bereit war (Bruch, 1980). Wenn die
Mädchen körperlich auch dazu reif sind, emotionell sind sie es deswegen
noch nicht. Viele Mädchen bekommen dadurch bei sehr frühen sexuellen
Erfahrungen das Gefühl, das Opfer zu sein. Und das liegt meist in dem
Zeitraum, in dem ihre körperliche Attraktivität Aufmerksamkeit erlangt. Die
Folge ist dann oft ein Rückzug, die Regression (Boskind-White & White,
1991).

Frauen und Selbstverleugnung

Die ambivalente Beziehung, die Frauen gerade zur Nahrung haben, trägt
wohl mit dazu bei, daß sie gerade auf dieser Ebene oft reagieren. Frauen
sind in der Familie für Ernährung zuständig. Aufgrunddessen muß eine Frau
sehr viel Zeit ihres Lebens damit zubringen, über Essen nachzudenken. Sie
muß Essen kochen, Mahlzeiten planen, einkaufen etc. Außerdem ist die

Versorgung mit Essen eine Möglichkeit für die Frau, der Familie ihre Zuwendung zu zeigen. Die Weigerung, das zu essen, was die Mutter gekocht hat, kann als Zurückweisung der Liebe verstanden werden. Somit ist Essenverweigerung oft auch ein Mittel im Kampf um Autonomie.

Ferner besteht zu Recht die Frage, ob eine Frau auch zur eigenen Befriedigung essen darf. Das ist nämlich oft nicht der Fall. Das kleine Mädchen hat gelernt sich anzupassen und ißt brav, um der Mutter zu gefallen. Wenn das Mädchen zur Mutter geworden ist sorgt sie fürs Essen, um der Familie zu gefallen. Das wird auch in der Fernsehwerbung deutlich: Vielfach wird die Frau eines speziellen Produktes wegen, das sie gekocht hat, geliebt. Die gezeigte Frau ist natürlich selbst superdünn. Sie hat sicher nichts von dem guten Produkt gegessen. Die Frau lernt, daß sie, um Liebe zu gewinnen, gut für andere sorgen, aber selbst schlank sein muß (Lawrence, 1986).

So wie die Frau Selbstverleugnung lernen mußte, um attraktiv zu sein, ist die Selbstverleugnung auch im moralischen Sinn von Bedeutung. Weibliche Körper galten teilweise schon von alten Kulturen her als unrein und moralisch gefährlich. So wurden menstruierende Frauen vom Melken ausgeschlossen, weil die Milch sauer würde. Wenn Frauen moralisch gut sein wollen, müssen sie demnach versuchen, ihr „Selbst" von ihrem Körper zu trennen (Lawrence, 1986). Oft sind natürlich diese Gedanken in unserem Jahrhundert nicht mehr bewußt. Aber unterschwellig wirkt der Gedanke noch und Frauen versuchen durch körperliche Askese ihre „negativen Seiten" unter Kontrolle zu bringen.

3. FAKTOREN GESEHEN AUS DER SICHT DER PRAKTIKER

Im Anschluß an eine Ausarbeitung der „magersuchtsrelevanten" Faktoren, die in der entsprechenden Literatur genannt werden, sollen nun Faktoren ermittelt werden, die aus der Sicht von Praktikern für eine Magersucht relevant sein können. Damit soll die Relevanz der einzelnen Faktoren auch empirisch abgesichert werden. So wird in der Literatur z.B. ein Faktor von dem einen Autor als ursächlich für Magersucht angesehen, ein anderer Autor beschreibt denselben Faktor aber als unwesentlich. Welche Faktoren für die einzelnen Autoren von Bedeutung sind, hängt sehr stark von dem dahinterstehenden therapeutischen Ansatz ab.

Mit nachstehender Befragung von Praktikern sollen die wichtigsten Faktoren unabhängig vom therapeutischen Ansatz dargestellt werden. Fernerhin soll diese erste Befragung von Therapeuten die Funktion eines „Pretestes" einnehmen. Bei einer späteren Befragung von Magersüchtigen konnte auf keinen Fall die ganze Bandbreite der in der Literatur aufgeführten Faktoren auf ihre Relevanz getestet werden. So sollten nur die wesentlichsten, d.h. von mehr als 60 % der Therapeuten für wichtig empfundenen Faktoren bei der zweiten Befragung untersucht werden. Es wurden bei dieser ersten Frageaktion 160 Ärzte und Therapeuten aus dem ganzen deutschsprachigen Raum (Deutschland, Österreich, Schweiz), die mit verschiedenen therapeutischen Ansätzen arbeiten, angeschrieben und um eine Stellungnahme zur Frage: „Ursächliche bzw. auslösende Faktoren für Magersucht aus dem sozialen Umfeld" gebeten. Sämtliche Ärzte und Therapeuten haben aus ihrer Praxis Erfahrungen mit eßgestörten PatientInnen gehabt. Den Ärzten und Therapeuten war es freigestellt, ob sie beigelegten Fragebogen ausfüllen oder eine Antwort selbst formulieren wollten.

Von den 160 angeschriebenen Ärzten und Therapeuten antworteten 45 Personen. Von diesen 45 Therapeuten beantworteten drei die Frage in eigener Formulierung, vier beantworteten den Fragebogen und ergänzten diesen in eigenen Worten, 42 Therapeuten füllten den Fragebogen aus.

3.1. Faktoren im Fragebogen an Ärzte und Therapeuten

Zur Aufstellung der Faktoren im Fragebogen an die Therapeuten wurden verschiedene Bereiche gebildet. Das sollte dazu dienen, die Übersichtlichkeit des Fragebogens zu erhöhen. Außerdem ist hier bewußt auf die Einteilung nach therapeutischen Ansätzen verzichtet worden, um einer tendentiellen Beantwortung von seiten der befragten Therapeuten vorzubeugen.

Nachfolgend werden die Bereiche dargestellt, in welche die Faktoren eingeteilt wurden. Die genannten Faktoren werden unterstrichen aufgeführt. Anschließend folgt eine kurze Erläuterung.

Die ersten vier Bereiche wurden unter dem Aspekt des sozialen Umfeldes gebildet. Den Fragebogen eröffnete der gesellschaftliche Bereich. Dieser bildet quasi den äußersten Rahmen des sozialen Umfeldes. Die genannten Faktoren waren hier:

Erreichen eines bestimmten kosmetischen Schlankheitsideals

Gemeint ist, daß das Streben nach dem superdünnen Schlankheitsideal dazu beiträgt, daß Frauen anfangen abzunehmen. Das Schlankheitsideal, das heute in den Medien gezeigt wird, kann fast nur noch von Anorektikerinnen erreicht werden (Boskind-White & White, 1991). Frauen passen sich dem immer mehr an, bis sie in den Kreislauf der Magersucht hineingeraten. „Kreislauf der Magersucht" meint, das persönliche angestrebte Gewicht immer niedriger zu setzen und mit keinem noch so niedrigen Gewicht zufrieden zu sein.

Dünnsein als Ausdruck von Selbstdisziplin und persönlicher Effektivität; bzw. Dicksein als Zeichen mangelnder Disziplin und persönlichem Mißerfolg

Das Selbstwertgefühl wird allein über das Gewicht bestimmt. Dünnsein bewirkt aufgrund obiger Interpretation ein positives Selbstbild und Dicksein ein sehr negatives Selbstbild (Fairburn, Steere & Cooper, 1989).

Gesundheitspropaganda der Gefahren der Fettleibigkeit, sowie die Tugenden der Schlankheit

Selbst Ärzte gehen oft nur auf die Risiken von Übergewicht ein. In allen Medien werden solche Risiken erwähnt. Wer darauf achtet und ein möglichst niedriges Gewicht anstrebt, kann darüber eine positive Identität aufbauen.

Freiwillige Selbstbeherrschung als bewundernswerte Leistung

Magersucht wird verstärkt durch die anfängliche Bewunderung der Selbstdisziplin beim Fasten durch die Gesellschaft. Daher wird Magersucht kaum in Entwicklungsländern anzutreffen sein, wo es Zeiten des Hungerns gibt.

Essen gilt als typisch unweiblich

Dabei ist nicht gemeint, daß in unserer Gesellschaft Völlerei als unweiblich angesehen wird, sondern Essen überhaupt. Dazu erwähnte eine Frau, die eigentlich normal aß, daß sie beim Essengehen mit ihrem Freund nur ganz kärglich esse, weil es nicht romantisch sei, dann viel zu essen (Lawrence, 1986). Bei allen diesen Faktoren aus dem gesellschaftlichen Bereich geht es darum, durch Fasten und auch übertriebenes Fasten die Anerkennung der Mitmenschen zu erwerben.

Der zweite Bereich ist der familiäre Bereich. Hier wurden viele Faktoren aufgeführt, weil gerade dieser Bereich oft Gegenstand der Diskussion um Magersucht ist. Hierzu wurde nach der Bedeutung nachstehender Faktoren gefragt:

Extrem isoliertes Familiensystem, wobei innerhalb der Familie alle voneinander abhängig sind

Gemeint ist, daß die Familie fast keine Kontakte nach außen hat. Die Eltern haben keine oder nur sehr wenige persönliche Freunde. Die Individualität innerhalb der Familie wird nicht gefördert, und es existieren häufig sehr enge Bindungen und Verwicklungen.

Mutter als Unterworfene des Vaters; häufig aber doch dominierende Person; was zur Ablehnung der Rolle der Mutter führt

Viele Magersüchtige äußerten Ärger über ihren Vater, daß er ihre Mutter kommandiere und tyrannisch über sie bestimme. Weiterhin äußerten sie den

Ärger über die Mutter, die sich das Verhalten des Vaters widerspruchslos gefallen lasse. Auf der anderen Seite seien die Väter aber oft abwesend, so daß die Mütter die Verantwortung für familiäre Angelegenheiten übernehmen müßten (Boskind-White & White, 1991). Mädchen äußern infolgedessen, daß sie nicht so werden wollen wie ihre Mutter, lehnen die gesamte Frauenrolle ab und geraten in Regression.

Keine emotionale Beziehung zum Vater

In vielen Fällen haben Magersüchtige ihren Vater als nicht anwesend erlebt. Sie gaben an, ihn überhaupt nicht richtig zu kennen.

Verdeckte Machtausübung, wobei Magersucht auch ein Machtmittel ist

In Familien mit einer Magersüchtigen werden Wünsche meistens nicht direkt ausgesprochen. Macht wird nicht offensichtlich ausgeübt. So ist Magersucht auch eine stumme Aufforderung. Die Magersucht will mit dem Hungerstreik etwas ausdrücken, tut es aber nicht offensichtlich.

Sensible Kinder fühlen sich verpflichtet Familienharmonie zu erhalten und werden damit überfordert

Gerade die unproblematischen Kinder sind oft sehr sensibel, und passen sich allen Anforderungen an. Wenn sie dann Probleme in der Familie verspüren, möchten sie einen Ausgleich herbeiführen, schaffen es aber nicht. Die letzte Möglichkeit von den Problemen der Familie abzulenken, kann dann die Magersucht sein.

Widersprüchliche Erwartungen von seiten der Eltern

Eltern erwarten z.B., daß das Kind etwas Besonderes wird, andererseits aber wünschen sie, daß das Kind bei ihnen zu Hause bleibt. Diese gegensätzlichen Erwartungshaltungen bringen das Kind in Verwirrung, weil es nicht weiß, welcher Aufforderung es nachkommen soll (Stierlin, 1978).

Starke, enge Beziehung zur Mutter. Tochter muß sich mit der Magersucht abgrenzen

Die Mutter erwartet, daß die Tochter ihre eigenen unerfüllten Wünsche erfüllt. Die Tochter ist zum Lebensinhalt der Mutter geworden. Sie will aber ein eigenes Leben führen und tut dies in der Magersucht.

Geschwisterrivalitäten

Denkbar wäre, daß das magersüchtige Kind schon immer von den Eltern bevorzugt wurde und jetzt durch die Magersucht die Sorge der Eltern begründet. Möglich ist aber auch ein Wettkampf um die Aufmerksamkeit der Eltern. Die dünnste wird die größte Sorge und damit Aufmerksamkeit auf sich ziehen (Constam, 1991).

Eßstörungen haben ihre Ursache in der frühen Mutter-Kind-Beziehung

Nähere Erläuterungen dazu siehe Seite 6 : Psychoanalytischer Ansatz

Mangelnde emotionale Zuwendung

Wenn das Kind nicht durch emotionale Zuwendung erlebt hat, daß es eine eigene Persönlichkeit ist und als solche geschätzt wird, kann es Schwierigkeiten haben, für die eigene Person zu sorgen.

Extreme Erziehungshaltungen

Vorstellbar ist, daß durch eine Erziehung, die eigene Bedürfnisse zu unterdrücken lehrt, das Kind nicht die Fähigkeit erlangt, auf eigene Bedürfnisse angemessen zu reagieren. Es negiert eigene Bedürfnisse, leugnet Hunger oder Appetit und wird magersüchtig.

Übertriebene Erwartungen von seiten der Bezugspersonen

Wenn Eltern Ansprüche an das Kind stellen, denen es nicht nachkommen kann oder nur unter Verleugnung allen eigenen Lebens, dann besteht die Möglichkeit, daß das Kind mit Hilfe der Magersucht auszubrechen versucht.

Familien, die Konflikte grundsätzlich vermeiden, fördern die „stumme Sprache"

Wenn Probleme immer zerredet werden oder durch Ausflüchte den Konflikten aus dem Weg gegangen wird, wird ein Kind auch die eigenen Probleme (z.B. mit der Frauenrolle) nicht zur Diskussion stellen, sondern durch die Magersucht die Probleme ausdrücken.

Mangelnde Konfliktbegrenzung und Ausweitung der Elternprobleme auf die Kinder

Wenn Eltern das Kind z.B. zu einem Koalitionspartner im Streit gegen den Partner machen, gerät das Kind in große Verwirrung und Schwierigkeiten. Eßstörungen können die Folge sein (Morgan & Russell, 1975; Minuchin, Rosman & Baker, 1981; Garfinkel et al, 1983).

Starrheit und Intoleranz gegenüber Veränderungen

Familien mit magersüchtigen Strukturen halten oft rigide an Traditionen fest. Sie haben eine asketische Lebenseinstellung. Mit der Magersucht übertreibt das Kind diesen Lebensstil. (Morgan & Russell, 1975; Minuchin, Rosman & Baker, 1981; Garfinkel et al, 1983).

Mangelnde Abgrenzung der Generationen

Verschiedene Generationen haben oft unterschiedliche Ansichten und Wertvorstellungen. Damit diese nebeneinander und miteinander leben können ist es notwendig, daß Pflichten und Kompetenzbereiche klar bestimmt und voneinander abgegrenzt werden. Nur so können Übergriffe in das Leben des anderen vermieden und auch den Kindern Individualität zugestanden werden.

Eigene Meinungen dürfen nicht vertreten werden

Eine eigene Meinung wird oft als Verstoß gegen die Familiensolidarität verstanden. Um auszudrücken, daß man auch eine eigene Stellung beziehen möchte, kann die Magersucht ein Zweck sein.

Als dritter Aspekt wurde der soziale Bereich aufgeführt. Der soziale Bereich betrifft den Kontakt zu Mitmenschen. Es wird gefragt, ob überhaupt ein Kontakt zwischen der Magersüchtigen und ihren Mitmenschen besteht. Die nächste Frage ist dann, warum sie sich zurückzieht oder auch von anderen abgelehnt wird.

Isolation als wesentlicher Bestandteil des Problems

Hier wird erst einmal gefragt, ob Isolation überhaupt zur Magersucht beiträgt.

Hang zu Überverantwortlichkeit und Altklugheit kann von Gleichaltrigen trennen

Die Isolation geht zum größten Teil von der Magersüchtigen aus. Sie fühlt sich AltersgenossInnen überlegen und lehnt den Kontakt ab, weil deren Interessen ihr vielleicht zu kindisch sind.

Isolation durch familiäre, religiöse Überzeugungen; moralisierende Urteile

Hier ist oft die Familie der Auslöser für die Isolation. AltersgenossInnen werden abgelehnt, der Umgang mit ihnen wird wegen evtl. negativen Einflusses nicht gern gesehen (Constam, 1991).

Der vierte Bereich betrifft die Konsumwelt und Werbebotschaften. Hierbei muß beachtet werden, daß diese Faktoren wohl auf alle Frauen zutreffen. Alle leben in unserer heutigen Konsumgesellschaft und alle werden, evtl. in etwas verschiedenem Ausmaß, von den Werbebotschaften getroffen. Auf jeden Fall kann man gerade hier sagen, daß die Faktoren höchstens in Zusammenhang mit anderen Faktoren Magersucht bewirken. Es ist, wie bei allen anderen Faktoren auch, noch einmal zu betonen, daß die Konstitution der einzelnen bewirkt, wie die Punkte aufgefaßt und verarbeitet werden.

Schlankheitsideal wird in der Werbung dargestellt und dadurch ein „Muß" für die Frau

In allen Werbebotschaften wird Frauen deutlich gemacht, daß, wenn sie glücklich, selbstbewußt, attraktiv, begehrt und angesehen sein wollen, sie sehr schlank sein müssen.

Werbemache der Diätindustrie

Gleichzeitig wird der Frau gezeigt, wie einfach dieses Glücklichsein, Begehrtsein etc. zu erreichen ist. Sie muß nur diese oder jene Diät machen und schon ist das Leben viel besser.

Differenz der Werbebotschaften: „Du sollst schlank sein" und „Das mußt Du auch noch essen!"

Es wird geworben für jegliche Arten von Nahrungsmitteln, aber ebenso für Fitnessgeräte und Diäten. In Frauenzeitschriften stehen auf der einen Seite die üppigsten und glanzvollsten Rezepte und gleich auf der nächste Seite Rezepte, um überflüssige Pfunde wieder loszuwerden. Frauen werden von vielen Seiten unter „Druck" gesetzt.

Überangebot der Konsumwelt erdrückt, lähmt; man will ein „Nein" entgegensetzen

Manche Frau reagiert auf ebengenanntes Angebot vielleicht, indem sie jeglichen Nahrungsmittelkonsum ablehnt.

Widersprüchliche Botschaften: absolute moralische Freiheit versus Maßstäbe durch Werbung und Medien; Aufforderung zum Konsum versus Appell schlank zu werden

Es herrscht heute die Illusion absoluter moralischer Freiheit, nach dem Motto: „Erlaubt ist, was Spaß macht." Tatsächlich sieht die Sache aber anders aus. Durch die Werbung werden ganz beliebige und inhumane Werte und Normen vermittelt. Das sind meistens quantitativ meßbare Leistungen in Sport, Beruf, Körperbild usw.. Der Maßstabslosigkeit werden andere Maße entgegengesetzt.

Auch für Mode muß die Frau schlank sein

Frauen, die nicht so schlank sind, haben manchmal Schwierigkeiten sehr moderne Kleidung kaufen zu können, so führen manche Boutiquen nur sehr kleine Kleidergrößen. Auch die Werbespots für Kleidung verheißen alles Gute für schlanke Leute und nur „Pleiten" für dickere Frauen (Boskind-White & White, 1991).

Essensverweigerung als Ablehnung der großen Geschäftemacherei

Frauen werden mit Werbung für Nahrungsmittel direkt bombardiert: Fertiggerichte, Tiefkühlkost, Vollkornprodukte, Schlankheitskost, usw. Die Liste ließe sich ohne weiteres fortsetzen. Sehr viele Menschen leben von diesem Geschäft. Anführen kann man das Gastgewerbe, Kantinen, Einzelhandel mit Lebensmittel und Getränken. Indem Frauen Essen verweigern, möchten sie

sich dieser Geschäftemacherei gänzlich entziehen. Vielleicht meinen sie unbewußt, sich der Verantwortung entziehen zu können, daß unsere Gesellschaft zum Schaden der „Dritte-Welt-Länder" ißt (Lawrence, 1986).

Mit den beiden nächsten Bereichen wird zum Teil auf die besondere Situation der Frau in unserer Gesellschaft eingegangen:

Tief verwurzelte Übereinstimmung mit den traditionellen Werten, wobei dies Einverständnis verbunden ist mit heftigen Konflikten

Eßgestörte, erwähnt wurden hier bulimarektische Frauen, lehnen nicht grundsätzlich die weibliche Rolle ab. Sie würden gerne gemäß ihren traditionellen Werten leben, haben aber in unserer Gesellschaft Schwierigkeiten bei der Umsetzung (Boskind-White & White, 1991). Wenn eine Frau den Haushalt führt und sonst keinem Beruf nachgeht, dann wird sie für dumm und unqualifiziert angesehen. Wenn sie aber Karriere machen möchte, wird sie kaum die Möglichkeit haben, noch ihre Familie versorgen zu können.

Ablehnung der Frauenidentität (z.B. negative Assoziationen mit der Menstruation)

Bei manchen Magersüchtigen (hier wurden meist Anorektikerinnen erwähnt) wurde aber auch eine Ablehnung der weiblichen Identität deutlich. Nach den ersten Erfahrungen mit der Menstruation zum Beispiel fingen sie an zu hungern.

Sexuelle Revolution hat „Schutzzaun" für Mädchen niedergerissen. Sie sind nicht vorbereitet, fühlen sich „mißbraucht"

Durch die totale Freizügigkeit auf sexuellem Gebiet fühlen sich manche Mädchen verpflichtet sehr früh vielfältige heterosexuelle Erfahrungen zu machen. Sie werden dadurch aber verunsichert und fühlen sich ausgenutzt (Boskind-White & White, 1991).

Gegensätzliche Erwartungen von Familie und Gesellschaft: Die Frau soll Karriere machen und aktives soziales Leben führen, aber doch zurückgezogen, „unsichtbar" bleiben

Mädchen sollen heute eine gute akademische Ausbildung haben und sicher im Beruf stehen, aber andererseits wird von der Frau erwartet, daß sie nicht den Mann übertrifft, sondern hinter ihm zurücksteht (Boskind-White & White, 1991).

Verdrehte Rollenbilder: Als Nur-Hausfrau muß sie sich sehr stark rechtfertigen. Karriere ist doch meist besetzt durch männliche Vorstellungen. Alte und neue Rollenbilder zu vereinigen wird zum Problem.

Bulimie als Mangel an Ausbildung von Maskulinität (Unabhängigkeit, Kompetenz, Durchsetzungsvermögen und damit Mangel an Selbstwertgefühl)

Wenn die Frau nicht gelernt hat, für die eigenen Bedürfnisse zu sorgen (letzteres ist ein typisches Zeichen der Maskulinität), dann wird sie eher an einer Eßstörung leiden (Klingenspor, 1994).

Frauen haben nicht gelernt zur eigenen Befriedigung zu essen, sondern nur um für andere zu sorgen oder anderen zu gefallen

In ihrer Kindheit haben die Frauen gegessen, um ihrer Mutter zu gefallen, später regulieren sie ihr Eßverhalten auch, so daß sie den Vorstellungen anderer entsprechen (Lawrence, 1986).

Der sechste Bereich betrifft die Sozialisation von Mädchen. Sie werden ganz spezifisch auf ihre weibliche Rolle vorbereitet und ganz anders in die Gesellschaft eingeführt als Jungen.

Mädchen werden dazu erzogen, abhängig von der Meinung anderer zu sein; ihre Identität nur über die Meinung anderer zu bilden

Ein Mädchen lernt mit sich zufrieden zu sein, wenn andere mit ihr zufrieden sind. Sie lernt das eigene Selbstbild so zu übernehmen, wie andere es von ihr haben. Wenn andere dann z.B. meinen, sie sei zu dick, wird sie kein positives Bild von sich selbst aufrechterhalten können.

Bei Mädchen ist Leistung = Heirat und Kinder bekommen. Frauen können nur erfolgreich sein, wenn sie attraktiv und angepaßt sind

Diese Sicht wird z.B. dadurch deutlich, daß Mädchen beim Kennenlernen nicht fragen: „Welchen Beruf hast du?" sondern „Hast du auch einen Freund?" Letzteres ist das, was zählt. Mädchen, die eine andere Position zu beziehen versuchen, werden Schwierigkeiten im Umgang mit Altersgenossinen haben.

Frauen sind das angestarrte Geschlecht

Frauen werden nicht zuerst nach ihrer Leistung beurteilt, sondern nach ihrem äußeren Erscheinungsbild. So kann selbst eine Frau, die Karriere gemacht hat, feststellen, daß in den Zeitungen ihr Aussehen mindestens so viel Erwähnung findet, wie das, was sie gesagt hat (Lawrence, 1986).

Die nächsten Bereiche betreffen die Funktionen der Magersucht. Hier steht die Frage im Vordergrund, was die Magersucht den Betroffenen bringt. Alternativ könnte man auch fragen: Was will die Magersüchtige (natürlich unbewußt) bezwecken, was will sie mit dem Hungerstreik sagen?

Der siebte Bereich hat das Autonomiestreben zum Gegenstand.

Erziehungsstil, der Heranwachsende in Abhängigkeit und Unselbständigkeit hält, fördert Anorexie (Diedrichsen, 1990)

Wenn die Magersucht ein Kampf um Unabhängigkeit ist, so kann eine Erziehung, die nicht die Eigenständigkeit der Kinder fördert, zur Magersucht beitragen.

Jugendalter wird durch sozio-kulturelle Einflüsse verlängert. Jugendliche erlangen spät (über Zwischenlösungen) zum unabhängigen gesellschaftlichen Status

Aufgrund langer Schulbesuche und sich in die Länge ziehender Ausbildungen, wird der Übergang vom Jugend- zum Erwachsenenalter lange hinausgeschoben. Daraus können sich psychosoziale Probleme ergeben. (Diedrichsen, 1990)

Hungern als Streben nach Autonomie

Hungern kann als Versuch angesehen werden, Selbständigkeit zu erlangen. Denn zumindest im Bereich der Nahrungsaufnahme bestimmt die Magersüchtige ganz allein, ob sie etwas zu sich nehmen will und wieviel (Bruch, 1980; Lawrence, 1986).

Magersucht verdeckt Konflikt zwischen Abhängigkeits- und Unabhängigkeitsbedürfnissen (Lawrence, 1986)

Oft wird die Magersüchtige auch hin- und hergerissen zwischen dem Bedürfnis selbst für sich zu sorgen und auf eigenen Füßen zu stehen und dem Bedürfnis Geborgenheit innerhalb der Familie zu erlangen.

Magersucht kann, meist unbewußt, auch als Machtmittel gebraucht werden. Darum geht es bei den Faktoren im achten Bereich.

Bulimarektische Frauen können oft nicht Nein sagen und reagieren sich über Essen ab (Boskind-White & White, 1991)

Sie fühlen sich oft sehr machtlos. Sie glauben von anderen nur anerkannt zu werden, wenn sie ihnen immer gefügig sind. Deshalb werden sie anderen kaum Bitten abschlagen, leiden aber selbst sehr unter ihrer vermeintlichen Machtlosigkeit. Dadurch geraten sie unter persönlichen Druck. Der Druck läßt sich durch übermäßiges Essen und anschließendes Erbrechen abbauen.

Magersucht (gemeint ist hier Anorexie) verleiht das Gefühl, über den eigenen Körper und über andere Macht ausüben zu können (Constam, 1991)

Da die Magersüchtige ihren Körper scheinbar so manipulieren kann wie sie möchte, indem sie abnimmt, ohne daß sie auf Ratschläge von anderen hört, bekommt sie das Gefühl, daß andere Personen keine Macht über ihren Körper haben. Indem die Magersüchtige nahe an der untersten Gewichtsgrenze zum Tode lebt, setzt sie Mitmenschen, die diesen Selbstmord auf Raten mit ansehen müssen, sehr stark unter Druck. Sie sind dann bereit, alle ihre Wünsche zu erfüllen, nur um sie zum Essen zu bewegen.

Hungern und Gewichtsabnahme als Gefühl von Stärke und Leistungsfähigkeit (Gerlinghoff & Backmund, 1989)

Wenn die Magersüchtige hungert und an Gewicht verliert, erlebt sie, daß ihr Hungern Erfolg bringt. Wahrscheinlich bekommt sie infolge des Hungerns auch vermehrte Aufmerksamkeit, was für sie wieder Erfolg ist. Zu Beginn des Hungerns ist oft auch eine vermehrte Leistungsfähigkeit festzustellen.

Durch die Konzentration auf das Thema Essen und durch den hohen Energieaufwand, der zur Kontrolle des Eßverhaltens notwendig ist, kann sehr stark von anderen Problemen abgelenkt werden. Um Eßstörung als Vermeidungsverhalten geht es im neunten Bereich der Faktoren.

Vermeidung von negativen Gefühlen durch Konzentration auf das Thema Essen

Ganz allgemein können negative Gefühle durch Beschäftigen mit anderen Dingen verdrängt werden.

Vermeidung von Intimität und Beziehung zu anderen (Aliabadi & Lehnig, 1982; Gerlinghoff & Backmund, 1989)

Durch die starke Konzentration auf das Thema Essen, und durch hohen Zeitaufwand für körperliche Betätigungen (um aufgenommene Energie zu verbrauchen) ist oft gar keine Zeit mehr für intensive Kontakte mit anderen. Außerdem besteht die Möglichkeit, durch die ausgehungerte Körperform Mitmenschen abzuschrecken.

Vermeidung von schwierigen Lebensentscheidungen

Mit der Magersucht können die Betroffenen in das Kindheitsstadium zurückkehren oder in ein Krankheitsstadium eintreten, in welchem die Eltern oder Ärzte etc. Entscheidungen für sie übernehmen.

Hungern als Flucht vor Selbständigkeit (Gerlinghoff & Backmund, 1989)

Hier steht der Gedanke dahinter, daß eine Magersüchtige, die noch nicht mal in der Lage ist ihre Nahrungsaufnahme verantwortlich zu gestalten, auch nicht in der Lage sein wird, andere Lebensaufgaben zu bewältigen und man von ihr daher nicht erwarten kann, daß sie ein selbständiges Leben führt.

Als eine Entschuldigung für mangelnde Leistung und Launenhaftigkeit

Fehlschläge und negative Gemütsverfassungen werden auf die Magersucht geschoben, und die Magersüchtige braucht die Verantwortung dafür nicht zu übernehmen.

Magersucht als Alibi in Bezug auf Leistung: Wert einer erbrachten Leistung steigt

Sofern eine Magersüchtige nicht die erwünschte Leistung bringt, kann sie sich rechtfertigen mit ihrer schwachen gesundheitlichen Verfassung. Die Leistung, die sie bringt, steigt in ihrer Bedeutung, weil für eine Magersüchtige der körperliche Aufwand dafür viel höher ist (Gerlinghoff & Backmund, 1989).

Eßstörungen wurden auch schon als Reaktion auf Streß verstanden (Morley, 1989). Die beiden Möglichkeiten werden im 10. Bereich dargestellt.

Bei kurzem oder körperlichem Streß kommt es zu vermehrter Nahrungsaufnahme (wobei beim Schlankheitsideal das Essen wieder herausbefördert wird)

Es wurde die These aufgestellt, daß vor allem das Kauen eine Streßerleichterung bewirkt.

Bei längerem Streß kommt es zur Anorexie – Bei länger andauerndem oder nicht-körperlichen Streß (z.B. Trauer bei Verlust eines Angehörigen) kommt es zu geringerer Nahrungsaufnahme und Anorexie.

Im nächsten Bereich wurden einige Faktoren unter dem Titel: Eßstörung als „Sprache ohne Worte" zusammengefaßt.

Unfähigkeit, auslösende Faktoren anders zu artikulieren und zu bewältigen

Magersucht löst niemals wirklich die Probleme der einzelnen. Nach einem gewissen Zeitraum merken die Betroffenen dies auch, schlagen aber trotzdem keinen anderen Weg ein. So wird davon ausgegangen, daß die Betroffenen nicht fähig sind, ihre Probleme auf angemessene Weise anzugehen.

Verlangen nach ständiger Anerkennung, da Selbstwertgefühl fast nicht vorhanden ist

Die Magersucht ist ein weitere Möglichkeit, um Anerkennung zu finden. Mit der Nahrungsverweigerung zeigen die Magersüchtigen, daß sie sich unter Kontrolle haben und ernten dafür (wenigstens zu Beginn) Bewunderung. Magersüchtige hungern nach dieser Bewunderung, um ihre Minderwertigkeitsgefühle zu kompensieren (Gerlinghoff & Backmund, 1989).

Magersucht als überangepaßtes Verhalten

Magersüchtige passen sich in vielen Fällen immer nur an, sodaß sie nicht mehr wissen, was sie selber wollen. Wenn in unserer Gesellschaft erwartet wird, daß Frauen schlank sein sollten, passen sie sich diesem Bild so stark an, daß sie magersüchtig werden. Oder wenn die Mutter Schwierigkeiten hat, ihr Kind loszulassen, weil es ihr Lebensinhalt ist, dann paßt die Magersüchtige sich den Vorstellungen der Mutter so stark an, daß sie in ihrer Entwicklung regrediert. Das sind einige Beispiele von vielen.

Im letzten Bereich der ursächlichen Faktoren werden noch drei Elemente unter der Überschrift „Nachahmungsmagersucht" genannt.

Weitergabe der Methode

Damit sind zum größten Teil die Bulimarektikerinnen gemeint. Durch Medien oder durch Kontakte mit anderen „erfahrenen" Bulimarektikerinnen lernen sie, daß sie auch gut Gewicht abnehmen können, indem sie das Essen wieder erbrechen. Sie lernen, daß sie sich so alle Nahrungsmittel, besonders bisher verbotene, jetzt leisten können. Aber auch Anorektikerinnen geben „Tips" weiter, wie man am Besten das Essen versteckt oder sportlich trainiert, um Pfunde zu verlieren etc.

Essensstile werden in peers übernommen

Grundsätzlich ist zu sagen, daß Jugendliche normalerweise die Altersgenossen kopieren. Wenn unter jungen Mädchen Fasten groß geschrieben wird, dann übernehmen es alle.

Bulimarexie als Unfähigkeit mit unstrukturierter Zeit umzugehen

Wenn Bulimarektikerinnen einen freien Abend vor sich haben, an dem sie allein sind, besitzen sie nicht die Fähigkeit den Abend eigenständig zu gestalten, sondern füllen ihn mit Essen und Erbrechen aus.

Im letzten Teil des Fragebogens wurde dann noch kurz auf die auslösenden Faktoren eingegangen. Gemeint ist hiermit nicht die längere Vorgeschichte, sondern die Situation, die dann konkret zum Ausbruch der Krankheit führt.

Sexuelle Konflikte der Adoleszenz (Russell, 1989)

Indem junge Mädchen heute dazu ermuntert werden, möglichst frühzeitig verschiedenste heterosexuelle Erfahrungen zu machen, fühlen sie sich von diesen Appellen überfordert. Wenn sie ihnen trotzdem nachkommen, fühlen sie sich als Opfer mißbraucht (Bruch, 1980).

Bevorstehende Eheschließung (Russell, 1989).

Ungewollte Schwangerschaft (Russell, 1989).

Schwierigkeiten in zwischenmenschlichen Beziehungen

Oft führten Auseinandersetzungen z.B. mit den Eltern direkt zum Hungerstreik (Gerlinghoff, 1992).

Auslösung einer Bulimie durch Hungerphasen und suboptimales Gewichtsniveau

In einer Studie an der University of Minnesota wurden die Probanden künstlich einer Hungersituation ausgesetzt. Es stellten sich ähnliche Reaktionen ein, wie bei einer Bulimarektikerin (Boskind-White & White, 1991).

Als weitere Auslöser wurden in der Literatur nachstehende Faktoren für Bulimarexie genannt (Fairburn, Steere & Cooper, 1989). Es bleibt zu testen, inwieweit sie auch Anorexie auslösen können.

Negative Stimmungszustände

Depressionen

Angst

Einsamkeit

Langeweile

3.2. Ergebnisse der ersten Befragung (Ärzte und Therapeuten)

Die Ergebnisse werden in dem gleichen Fragebogenformular wiedergegeben, der auch den Therapeuten vorgelegt wurde. Die Prozentzahl der Therapeuten, welche eine bestimmte Antwort angekreuzt haben, wird im entsprechenden Kästchen angezeigt.

Fragebogen zur Erfassung der magersuchtsrelevanten Faktoren im sozialen Umfeld

Zuerst einmal ein ganz herzliches Dankeschön, daß Sie sich die Zeit nehmen wollen diesen Fragebogen auszufüllen!

Sofern Sie die Erfahrung gemacht haben, daß ein Faktor häufig die Ursache für die Magersucht ist, dann kreuzen sie "häufig" nach dem Faktor an, das ist die vierte Spalte usw. Setzen Sie bitte für jeden angeführten Faktor ein Kreuz.

I. Ursächliche Faktoren	An-zahl	nie	selten	manch mal	häufig	immer	häufig + immer
1. Gesellschaftlicher Bereich		%	%	%	%	%	%
Erreichen eines bestimmten kosmetischen Schlankheitsideals	40	0	7	35	48	10	58
Dünnsein als Ausdruck von Selbstdisziplin und persönlicher Effektivität; bzw. Dicksein als Zeichen mangelnder Disziplin und persönlichem Mißerfolg	40	2	5	7	78	8	86
Gesundheitspropaganda der Gefahren der Fettleibigkeit, sowie die Tugenden der Schlankheit	39	26	38	21	15	0	15
Freiwillige Selbstbeherrschung als bewundernswerte Leistung	39	0	5	15	59	21	80
Essen gilt als typisch unweiblich	39	54	33	13	0	0	0
2. Der familiäre Bereich							
Extrem isoliertes Familiensystem, wobei innerhalb der Familie alle voneinander abhängig sind	39	0	15	26	56	3	59

48

Angaben in % (außer Anzahl)	An-zahl	nie	selten	manch mal	häufig	immer	häufig + immer
Mutter als Unterworfene des Vaters; häufig aber doch dominierende Person; was zur Ablehnung der Rolle der Mutter führt	39	0	10	33	57	0	57
Keine emotionale Beziehung zum Vater	38	3	19	47	26	5	31
Verdeckte Machtausübung, wobei Magersucht auch ein Machtmittel ist	40	0	0	0	62	38	100
Sensible Kinder fühlen sich verpflichtet Familienharmonie zu erhalten und werden damit überfordert	40	0	2	35	50	13	63
Widersprüchliche Erwartungen von Seiten der Eltern	38	0	16	42	37	5	42
Starke, enge Beziehung zur Mutter. Tochter muß sich mit der Magersucht abgrenzen	39	0	0	36	54	10	64
Geschwisterrivalitäten	38	0	18	42	40	0	40
Eßstörungen haben ihre Ursachen in der frühen Mutter-Kind-Beziehung	37	0	13	41	43	3	46
Mangelnde emotionale Zuwendung	35	0	8	49	37	6	43
Extreme Erziehungshaltungen	36	3	22	50	22	3	25
Übertriebene Erwartungen von Seiten der Bezugspersonen	38	0	5	42	48	5	53
Familien, die Konflikte grundsätzlich vermeiden fördern die „stumme Sprache"	39	0	0	16	74	10	84
Mangelnde Konfliktbegrenzung und Ausweitung der Elternprobleme auf Kinder	37	0	5	22	65	8	73
Starrheit und Intoleranz gegenüber Veränderungen	36	0	5	42	47	6	53
Mangelnde Abgrenzung der Generationen	37	0	13	35	49	3	52
Eigene Meinungen dürfen nicht vertreten werden	38	3	10	37	45	5	50
3. Sozialer Bereich							
Iso. als wesentl. Bestandteil des Probl.	38	0	5	53	32	10	42

Angaben in % (außer Anzahl)	An-zahl	nie	selten	manch mal	häufig	immer	häufig + immer
Hang zu Überverantwortlichkeit und Altklugheit kann von Gleichaltrigen trennen	36	0	17	47	33	3	36
Isolation durch familiäre, religiöse Überzeugungen; moralisierende Urteile	37	3	35	41	16	5	21
4. Konsumwelt und Werbebotschaften							
Schlankheitsideal wird in Werbung dargestellt und ein „Muß" für die Frau	36	0	14	30	53	3	56
Werbemache der Diätindustrie	35	3	28	43	26	0	26
Differenz der Werbebotschaften: „Du sollst schlank sein" und „Das mußt du auch noch essen!"	35	11	29	54	6	0	6
Überangebot der Konsumwelt erdrückt, lähmt; man will ein „Nein" entgegensetzen	36	14	41	28	17	0	17
Widersprüchliche Botschaften: absolute moralische Freiheit vs. Maßstäbe durch Werbung und Medien Aufforderung zum Konsum vs. Appell schlank zu werden	34	9	32	32	27	0	27
Auch für Mode muß die Frau schlank sein	35	3	29	31	37	0	37
Essensverweigerung als Ablehnung der großen Geschäftemacherei	35	37	31	26	6	0	6
5. Rollenkonflikte							
Tief verwurzelte Übereinstimmung mit den traditionellen Werten, wobei dies Einverständnis verbunden ist mit heftigen Konflikten	38	5	34	37	24	0	24
Ablehnung der Frauenidentität (z.B. negative Assoziationen mit der Menstruation)	39	2	3	26	59	10	69
Sexuelle Revolution hat Schutzzaun für Mädchen niedergerissen. Sie sind nicht vorbereitet, fühlen sich „mißbraucht"	35	6	28	40	23	3	26

Angaben in % (außer Anzahl)	An-zahl	nie	selten	manch mal	häufig	immer	häufig + immer
Gegensätzliche Erwartungen von Familie und Gesellschaft: Frau soll Karriere machen und aktives soziales Leben führen, aber doch zurückgezogen, „unsichtbar" bleiben.	38	5	24	47	24	0	24
Verdrehte Rollenbilder: Als Nur-Hausfrau muß sie sich sehr stark rechtfertigen. Karriere ist doch meist besetzt durch männliche Vorstellung. Alte und neue Rollenbilder zu vereinigen wird zum Problem	38	11	21	45	18	5	23
Bulimie als Mangel an Ausbildung von Maskulinität (Unabhängigkeit, Kompetenz, Durchsetzungsvermögen) und damit Mangel an Selbstwertgefühl	36	5	22	28	42	3	45
Frauen haben nicht gelernt zur eigenen Befriedigung zu essen, sondern nur um für andere zu sorgen oder anderen zu gefallen	36	0	36	28	30	6	36
6. Sozialisation							
Mädchen werden dazu erzogen, abhängig von der Meinung anderer zu sein; ihre Identität nur über die Meinung anderer zu bilden	39	0	20	23	49	8	57
Bei Mädchen ist Leistung = Heirat und Kinder bekommen. Frauen können nur erfolgreich sein, wenn sie attraktiv und angepaßt sind	36	3	25	42	30	0	30
Frauen sind das angestarrte Geschlecht	33	6	18	30	34	12	46
7. Autonomiestreben							
Erziehungsstil, der Heranwachsende in Abhängigkeit und Unselbständigkeit hält, fördert Anorexie	36	0	11	31	44	14	58

51

Angaben in % (außer Anzahl)	An-zahl	nie	selten	manch mal	häufig	immer	häufig + immer
Jugendalter wird durch sozio-kulturelle Einflüsse verlängert. Jugendliche erlangen spät (über Zwischenlösungen) zum unabhängigen gesellschaftlichen Status	36	0	33	39	25	3	28
Hungern als Streben nach Autonomie	39	0	3	5	54	38	92
Magersucht verdeckt Konflikt zwischen Abhängigkeits- und Unabhängigkeitsbedürfnissen	39	0	2	3	62	33	95
8. Magersucht als Machtmittel							
Bulimarektische Frauen können oft nicht Nein sagen und reagieren sich über Essen ab	39	0	0	31	51	18	69
Magersucht verleiht das Gefühl über den eigenen Körper und über andere Macht ausüben zu können	39	0	0	8	56	36	92
Hungern und Gewichtsabnahme als Gefühl von Stärke und Leistungsfähigkeit	40	0	0	0	72	28	100
9. Eßstörung als Vermeidungsverhalten							
Vermeidung von negativen Gefühlen durch Konzentration auf das Thema Essen	40	0	0	17	63	20	83
Vermeidung von Intimität und Beziehung zu anderen	40	0	0	25	57	18	75
Vermeidung von schwierigen Lebensentscheidungen	38	0	5	29	61	5	66
Hungern als Flucht vor Selbständigkeit	37	0	8	22	67	3	70
Als eine Entschuldigung für mangelnde Leistung und Launenhaftigkeit	39	0	41	46	10	3	13
Magersucht als Alibi in Bezug auf Leistung: Wert einer erbrachten Leistung steigt	38	3	31	37	24	5	29
Bei kurzem oder körperlichem Streß kommt es zu vermehrter Nahrungsaufnahme(wobei beim Schlankheitsideal das Essen wieder herausbefördert wird)	37	3	24	32	38	3	41

Angaben in % (außer Anzahl)	An- zahl	nie	selten	manch mal	häufig	immer	häufig + immer
Bei längerem Streß kommt es zur Anorexie	34	15	32	26	24	3	27

11. Eßstörung als „Sprache ohne Worte"

Unfähigkeit auslösende Faktoren anders zu artikulieren und zu bewältigen	39	0	0	10	77	13	90
Verlangen nach ständiger Anerkennung, da Selbstwertgefühl fast nicht vorhanden	39	0	0	23	64	13	77
Magersucht als überangepaßtes Verhalten	37	5	22	32	38	3	41

12. Nachahmungsmagersucht

Weitergabe der Methode	36	8	25	53	14	0	14
Essenstile werden in Peers übernommen	34	3	12	59	26	0	26
Bulimarexie als Unfähigkeit mit unstrukturierter Zeit umzugehen	35	3	14	34	46	3	49

II. Auslösende Faktoren

Sexuelle Konflikte der Adoleszenz	38	0	5	48	42	5	47
Bevorstehende Eheschließung	35	26	43	31	0	0	0
Ungewollte Schwangerschaft	34	26	53	21	0	0	0
Schwierigkeiten in zwischenmenschlichen Beziehungen	39	0	0	13	64	23	87
Auslösung einer Bulimie durch Hungerphasen und suboptimales Gewichtsniveau	14	0	14	21	43	22	65
Negative Stimmungszustände	37	0	8	16	57	19	76
Depressionen	37	0	5	14	70	11	81
Angst	38	0	5	21	63	11	74
Einsamkeit	38	0	3	18	71	8	80
Langeweile	34	0	9	23	65	3	68

3.3. Von Ärzten und Therapeuten formulierte Faktoren

Einige wenige Therapeuten beantworteten die Frage nach den Faktoren, die ursächlich für Magersucht sein könnten, in eigenen Worten. Diese Antworten von 7 Therapeuten sollen kurz dargestellt werden.

Einige Therapeuten gaben an, daß u.a. die Beziehungen innerhalb der Familie ursächlich für die Magersucht sein könnten. Sie formulierten diese Probleme wie folgt:

„Falsch anerzogenes Eßverhalten: Meist überprotektive Mütter legen auf das 'immer schön Aufessen' beim Kleinkind besonderen Wert, so daß sich hier schon früh Machtkämpfe auf der Eßebene anbahnen, die dann in der Pubertät erneut bis zur Selbstzerstörung aufbrechen." (R.S.)

Ein anderer Therapeut erwähnte, die Magersucht sei auch als ein Autonomiekampf mit der Familie und den Eltern zu verstehen. (L.N.)

Eine Therapeutin, die in einer psychotherapeutischen Klinik tätig ist, erwähnte auch die Probleme innerhalb der Familie im Zusammenhang mit den Ursachen der Magersucht. Sie setzte den Schwerpunkt aber auf die Vermittlerposition, die die Magersüchtige zwischen den Eltern einnehmen kann:

„Meiner Erfahrung nach nimmt die Vermittlerrolle, die junge magersüchtige Frauen häufig zwischen ihren Eltern ausüben, einen zentralen Platz ein und führt ebenfalls häufig zur psychischen Überforderung mit anschließender körperlicher Regression." (H.S.)

Probleme innerhalb der Familie, die ursächlich für eine Magersucht sein können, wurden auch unter dem Aspekt des Mißbrauchs und der Sucht von Familienangehörigen dargestellt. Die Therapeutin nannte außerdem die Beziehung zur Mutter und das Verhältnis zur Frauenrolle und damit zum eigenen Körper:

„Magersüchtige sind von der Struktur her häufig schizoide (im psychoanalytischen Sinn), eher kontaktschwierige Menschen mit schwierigen Familienbeziehungen, oft mit Suchterkrankungen in der Familie. Die Beziehung zur Mutter ist ursprünglich eng, Mutter eher schwach aber fordernd., die Magersüchtigen sind sehr leistungs-

orientiert. Die Rolle der Frau wird abgelehnt, die Beziehung zum Körper ist stark gestört. Häufig ist ein Mißbrauch zu finden, entweder seelisch und/oder sexuell.

Noch mal zusammenfassend:

1. Sucht in der Familie (z.B. Vater Alkoholiker)

2. Sexueller Mißbrauch." (S.W.)

Den gleichen Aspekt erwähnte auch ein anderer Therapeut einer psychosomatischen Fachklinik:

„Frauen mit Eßstörungen haben extrem häufig sexuellen Mißbrauch oder sexuelle Gewalt erlebt und die Eßstörung steht damit in ursächlichem Zusammenhang."
(E.E.)

Zwei Therapeutinnen machten sehr detaillierte Angaben zu den Faktoren für Magersucht. Sie sollen auch an dieser Stelle wiedergegeben werden.

1. „Starke Leistungsorientierung; Fehler darf es nicht geben

2. Feindselige, bzw. ambivalente Beziehung dem Kind gegenüber.

3. Unfähigkeit, sich auf eigene Bedürfnisse und Wünsche zu konzentrieren, sich um sich selbst zu kümmern. Rechte für sich zu fordern, ohne Schuldgefühle zu haben.

4. Negative Gefühle nicht nach außen ausdrücken, bzw. vergeben zu können.

5. Unfähigkeit, den eigenen Körper und sich annehmen zu können mit seiner Begrenztheit, Fehlerhaftigkeit und Schwachheit.

6. Angst vor Kontrollverlust, sich nicht gehen lassen können, sich absolut im Griff haben wollen." (D.B.)

- *„Eine hohe Anspruchshaltung an sich und andere;*
- *leistungsorientiertes Handeln und Denken;*
- *Manipulationsverhalten – im Kopf des anderen sein – somit Interaktion manipulieren, beeinflussen;*
- *Selbsthaß; Ablehnung meist des gesamten Körpers;*
- *Identitätsprobleme/Außenwahrnehmung und Innenwahrnehmung differiert, ist nicht identisch/Spaltung;*
- *Abgrenzungsproblematik – nicht eindeutig Nein-Sagen können;*
- *Ablehnung der Rolle als Frau; Menstruationsablehnung;*
- *Differenz zwischen Dominanz, Fähigkeiten, Kreativität und Stabilität, brüchige Stabilität;*
- *Rigidität, Intoleranz, Schwarz-Weiß-Denken;*

- *Isolationstendenz, Einsamkeit, kindliches Größendenken von sich selbst;*
- *Kontaktstörung – über zwanghafte Programme Kontakt ersetzen;*
- *Selbstwertminderung, Abwertung des Selbst;*
- *Feindbild;*
- *symbiotische Beziehung zu einem Elternteil – häufig kaum Beziehung zum anderen Elternteil;*
- *häufig emotionaler sowie sexueller Mißbrauch;*
- *Sexuelle Schwierigkeiten mit sich selbst, keine eigene Erfahrung, z.b. mit Masturbation, Orgasmusprobleme, nur mit Suchtmittel, z.B. Alkohol, Sex haben können." (E.S.)*

Ein weiterer Faktor wurde von einem Therapeut erwähnt und soll in diesem Rahmen auch berücksichtigt werden.

„Eigene Körperwahrnehmung: Leichte Teilleistungsschwäche, meistens leichte (und nicht erkannte!) Störungen im Hörwahrnehmungs- und Gleichgewichtsbereich führen zu einem mangelnden Körperbild und 'Körperschema'". (R.S.)

Das mangelnde Körperbild kann dann mitursächlich für eine Anorexie sein, bei welcher die Magersüchtige sich immer als zu dick empfindet und immer weiter abnimmt. Selbst wenn sie schon sehr stark untergewichtig ist, wird sie noch weiter abnehmen wollen. – Es bleibt natürlich die Frage, ob eine Korrektur der Störungen im Hörwahrnehmungs- und Gleichgewichtsbereich das Körperbild noch nachhaltig verändern kann und somit eine Hilfe bei der Behandlung der Magersucht wäre. – Doch zu den Ansätzen von Veränderung und der Hilfen bei der Behandlung von Magersüchtigen soll im letzten Gliederungspunkt noch kurz eingegangen werden.

Im nächsten Gliederungspunkt wird nun erst auf die Befragung der eßgestörten KlientInnen eingegangen werden.

4. Befragung von Betroffenen

4.1. Operationalisierung der Faktoren und Erstellung des Fragebogens

Die Befragung von betroffenen magersüchtigen Personen sollte dazu dienen, die von den Therapeuten als wesentlich genannten Faktoren auf ihre Relevanz zu testen. Dazu wurden Faktoren ausgewählt, die von mindestens 50 % der Therapeuten mit „häufig" bzw. „immer" beantwortet wurden. Damit ist gemeint, daß der entsprechende Faktor „häufig" bzw. „immer" ursächlich für Magersucht ist.

Um zu prüfen, ob Dünnsein als ein Zeichen für Selbstdisziplin und persönlicher Effektivität; bzw. Dicksein als Zeichen mangelnder Disziplin und persönlichem Mißerfolg verstanden wird, wurde nach Körpereigenschaften von entsprechenden Personen gefragt. Wie wird von den betroffenen Personen eine Person gesehen, die z.B. Geschäftsführerin bei einer großen Computerfirma ist, die also das Image einer erfolgreichen Frau trägt? Wird sie als groß und schlank gesehen (also Dünnsein = Erfolg), oder sehen die Betroffenen da keinen Zusammenhang? Der gleiche Aspekt soll mit einer weiteren Frage nach den Körpereigenschaften einer Frau, die z.B. Hilfsarbeiterin in einer Großküche ist, getestet werden. Wird eine Frau, die anscheinend nicht so erfolgreich ist, eher klein und dick oder auch schlank gesehen?

Eine weitere Auffassung ist, daß jede freiwillige Selbstbeherrschung eine bewundernswerte Leistung ist. Somit ist auch die Selbstbeherrschung beim Essen, das Fasten eine bewundernswerte Leistung und wird durch diese Bewunderung verstärkt. Um zu sehen, ob Magersüchtige diese Bewunderung empfinden, wurden folgende Fragen gestellt: a) „Wenn beim Essengehen Ihre Freunde richtig zuschlagen und Sie sich mit einem grünen Salat und Mineralwasser zufriedengeben, werden Sie von manchen dafür bewundert?" Und: b) „Wenn Sie es schaffen, Ihr abendliches Joggingpensum (auch etwas anderes einsetzbar) durchzuziehen, während die anderen bequem vor der 'Glotze' sitzen, finden die anderen das auch irgendwie bewundernswert?"

100 % der Therapeuten waren der Ansicht, daß verdeckte Machtausübung eine Ursache für Magersucht ist, wobei Magersucht auch eine Art der Machtausübung ist. Weiterhin waren 92 % der Therapeuten der Ansicht, daß Magersucht auch das Gefühl verleihe, über den eigenen Körper und über andere Macht ausüben zu können. Mit nachstehender Frage sollte nun getestet werden, inwieweit Magersüchtige ihr Eßverhalten als Machtmittel einsetzen. Es wurde gefragt, wie oft sie sich „rächen" würden, indem sie nichts essen (oder essen und es anschließend wieder erbrechen), wenn andere gemein zu ihnen waren. Und es wurde gefragt, ob die Magersüchtigen selbst auch das Gefühl – beim Hungern (oder Erbrechen) ein Stück Macht zu erlangen – bekommen, wenn sie sich sonst auch sehr machtlos vorkämen.

Sensible Kinder fühlen sich oft verpflichtet die Familienharmonie zu erhalten und werden damit überfordert. Zu diesem Faktor wurden drei Fragen entwickelt. Es wurde gefragt, ob die betreffende Person das Gefühl habe, zwischen ihren Eltern zu stehen. Ferner wurde ermittelt, ob die Betroffene manchmal glaube, sie müsse ihren Eltern immer gute Gefühle verschaffen. Dazu wurde noch gefragt, ob sie sich auch schuldig fühle an kleineren (oder auch größeren) Problemen in der Familie. Alle drei Punkte können zeigen, daß die Magersüchtige die Konflikte zwischen den Eltern empfindet und versucht, den Konflikt selber auszugleichen, was sie dann aber letztlich überfordert.

Um zu prüfen, ob die Betroffene eine sehr starke und enge Beziehung zur Mutter hat, wurden die folgenden drei Fragen gestellt. Es besteht die Möglichkeit, daß die Tochter sich mit der Magersucht gegenüber der Mutter abgrenzen möchte. a) „Können Sie sehr oft die Gedanken ihrer Mutter erraten und diese ebenso Ihre Gedanken?" b) „Lieben Sie ihre Mutter, und können Sie sich ein Leben ohne sie gar nicht vorstellen?" c) „Wenn Sie von der Arbeit oder Schule nach Hause kommen (oder kamen), mußten Sie erstmal alle Erlebnisse mit Ihrer Mutter bequatschen?"

Wenn in der Familie Konflikte grundsätzlich gemieden werden, werden diese Konflikte oft auf anderer Ebene ausgetragen. Diese Problematik wird dadurch deutlich, daß es allem Anschein nach nie irgendwelche Probleme in der Familie gab. Deswegen wurde nach diesem Punkt gefragt. Manchmal sehen die Magersüchtigen das aber auch selbst, daß den Konflikten grundsätzlich ausgewichen wird. So wurde gefragt, ob bei Problemen lieber die ganze Problematik totgeschwiegen würde, als darüber zu reden.

Als wichtiger Faktor bei der Magersucht wurde auch eine mangelnde Konfliktbegrenzung und die Ausweitung der Elternprobleme auf die Kinder genannt. Hierzu wurde gefragt, ob die Betroffene oft die Vertraute ihrer Eltern war; und wenn, von wem sie die Vertraute war. Eine weitere Frage wurde entgegengesetzt formuliert: „Wenn ihre Eltern Probleme hatten, haben sie Sie das nie spüren lassen?"

Ein weiterer Faktor, der auch eine Rolle im Geflecht der Ursachen bei Magersucht spielt, ist die Starrheit und Intoleranz der Eltern gegenüber Veränderungen. Empfindet die Magersüchtige das? Dazu wurde sie befragt, ob sie es als schwierig empfindet, eine eigene Meinung zu vertreten, wenn ihre Eltern eine andere Meinung in dieser Sache vertreten. Würde sie ihre Eltern als konservativ bezeichnen, wenn diese kaum bereit sind die eigene Haltung zu ändern.

Von 92 % der Therapeuten wurde die Magersucht als eine Art des Strebens nach Autonomie gesehen. Diesbezüglich wurde die Magersüchtige gefragt, ob sie glaubt, daß Hungern das einzige ist, was sie selbst in der Hand hat und ob das Essen (oder Nichtessen) das einzige ist, worüber sie zu bestimmen hat. Die nächste Frage zu dem Komplex „Streben nach Autonomie" wurde etwas anders formuliert. Es wurde gefragt, was die Betroffene unbedingt gerne einmal machen würde. Dabei wurde betont, daß es nicht darum geht, die Gedanken und Vorstellungen anderer zu zitieren. Es wurden der Betroffenen nur 5 Sekunden Zeit gegeben, um die Frage zu beantworten.

Wenn sie darauf keine Antwort geben konnte, wurde dies als Zeichen gewertet, daß sie anscheinend sehr fremdbestimmt lebt und denkt. Sie hat keine eigenen Vorstellungen für ihr Leben, und noch weniger würde sie solche ausleben.

Ebenfalls verdeckt Magersucht den Konflikt zwischen Abhängigkeits- und Unabhängigkeitsbedürfnissen. Bei einer Frage nach diesem Faktor wurde die Magersüchtige konkret nach diesem Aspekt gefragt. Und zwar, ob sie diese Gefühle kennen würde, daß sie einmal ganz allein und autark im Leben zurecht kommen möchte, aber ein anderes Mal von anderen total umsorgt werden möchte. Bei zwei andere Punkten wurde nur indirekt nach der Autonomie gefragt. Dabei wurden der Betroffenen Situationen vorgestellt, in die sie sich hineinversetzen sollte. Eine Situation war, daß in der Schulklasse über eine Klassenfahrt abgestimmt wird. Der ausgewählte Ort würde der Betroffenen aber nicht gefallen. Sie soll nun ankreuzen, wie sie in der Situation reagieren würde. Würde sie lautstark dagegen stimmen, obwohl sie weiß, daß sie niemanden auf ihrer Seite hat? Oder wird sie gar nichts sagen, weil es ihr zu peinlich ist, so einen Aufstand zu machen? Oder wird sie ankreuzen, daß sie nicht weiß, was sie machen soll? – Die nächste Situation, die die Betroffene sich vorstellen sollte war: Die Wohnung zu Hause muß notwendig renoviert werden. Die Eltern (oder der Mann bzw. der Freund) der Betroffenen würden gerne die Handwerker kommen lassen. Die Betroffene würde es allerdings lieber selber machen, obwohl sie nicht so viel Erfahrung darin hat. Wieder soll die Betroffene ankreuzen, wie sie wohl reagieren würde. Würde sie denken, daß dann eben die Handwerker kommen sollen und alles das Problem der Eltern ist? Oder würde sie es durchsetzen alles selbst zu machen? Oder weiß sie nicht, wie sie reagieren würde? Eine Antwort, daß sie nicht weiß, was sie machen würde, wäre ein Zeichen, daß diejenige nicht sehr selbstbestimmt lebt. Die Magersucht könnte ein Versuch sein, diese Selbstbestimmtheit und Autonomie zu erlangen.

100 % der Therapeuten gaben an, daß Hungern und Gewichtsabnahme als Gefühl von Stärke und Leistungsfähigkeit ein wesentlicher Faktor für Magersucht ist. Um weiterhin dieses Gefühl von Stärke zu erhalten wird

immer mehr gehungert. Um zu testen, ob dieses Gefühl wirklich bei Magersüchtigen zu finden ist, wurde gefragt, ob sie sich stark und leistungsfähig
fühlen, wenn die Waage morgens etwas weniger anzeigt als am Tag zuvor.
Eine weitere Frage war, ob sie sich mit einem leichten Hungergefühl in der
Magengegend erst so richtig in Form fühlen würden.

Eine Komponente beim Faktorengeflecht der Magersucht ist die Vermeidung von negativen Gefühlen durch Konzentration auf das Thema Essen. So
wurde sich erkundigt, ob die Betroffene, wenn sie sehr gefrustet ist, sich
dadurch ein wenig aufmuntern kann, wenn sie abgenommen hat und sich
diese Leistung vor Augen hält. Kann sie allen Frust vergessen, wenn sie mit
einer „Freßorgie" oder dem „totalen Sportprogramm" oder dem „Genießen
des Hungergefühls" in ihrem Magen beschäftigt ist.

Um zu testen, ob die Vermeidung von Intimität und Beziehung zu anderen
zur Magersucht beiträgt, wurden die entsprechenden Personen nach der
Anzahl von FreundInnen gefragt und nach der Anzahl von diesen, mit denen
sie über alle Probleme reden kann. Mit letzterem sollte getestet werden, wie
tiefgehend oder oberflächlich die Beziehungen sind.

Häufig wurde auch die Unfähigkeit, auslösende Faktoren anders zu artikulieren und zu bewältigen als ursächlich für Magersucht angesehen. Wenn sich
jemand aus der Familie zu der befragten Person sehr gemein verhält, wie
würde sie dann reagieren? Würde sie demjenigen genau erklären, was sie an
seiner Handlung gemein findet oder reagiert sie das Gekränktsein durch
Verweigerung von Essen oder durch Eßanfälle ab? Oder versucht die
Befragte, wenn sie in eine depressive Phase gerät, zu analysieren, was diese
Stimmung ausgelöst hat, um anschließend etwas daran ändern zu können,
oder hungert sie (oder ißt und erbricht), um damit die depressive Stimmung
zu verjagen?

Das Verlangen nach ständiger Anerkennung ist oft mitursächlich für Magersucht. Die Magersüchtige hat fast kein Selbstwertgefühl und versucht sich
Anerkennung und Bestätigung über Fasten und ein überschlankes Körperbild
zu holen. Daher wurde gefragt, ob die Betroffene wenn sie etwas Tolles

geleistet hat, keinerlei Anerkennung von anderen erwartet, weil sie ja weiß, wer sie ist und daß sie etwas kann. Das nämlich ist ein Zeichen für sehr viel Selbstbewußtsein. Und es wurde gefragt, ob die Betroffene sich sehr nach Anerkennung von anderen sehnt und sich doch sehr oft von aller Welt abgelehnt und unnütz fühlt.

Zwei weitere Fragenkomplexe gehen auf die auslösenden Faktoren der Magersucht ein. Sind Schwierigkeiten in zwischenmenschlichen Beziehungen, Depressionen, Angst und Einsamkeit auslösend dafür? Bei dem ersten Fragenkomplex wurde nach dem Auslöser für die gesamte Eßstörung gefragt. Es wurde gefragt, wie die Situation vor den ersten Problemen eingestuft wird. Hatte die Befragte Schwierigkeiten mit ihren Eltern, mit Geschwistern oder Freunden? Oder war gerade eine gute Partnerschaft in die Brüche gegangen? Vielleicht hatte die Befragte auch nie einen Partner und hat sich deshalb sehr minderwertig gefühlt? War sie sehr oft depressiv? Hatte sie Angst? Und wenn sie Angst hatte, wie sah diese Angst konkret aus? Oder war sie sehr oft allein und hat sich sehr einsam gefühlt? Dieselben Fragen wurden beim zweiten Fragenkomplex gestellt, bei dem die Fragen sich dann aber auf die Situation direkt vor einem Eßanfall bezogen. Damit sollte überprüft werden, was einen solchen Eßanfall auslösen kann.

Im Fragebogen wurden dann noch einige zusätzliche Punkte erhoben. So sollte der Frage nachgegangen werden, ob die Urbanisierung und Industrialisierung die Entwicklung der Magersucht fördert (Wirsching & Stierlin, 1982). Dazu wurde gefragt, aus welcher Region die Betroffene kommt. Stammt sie aus einer Großstadt oder eher aus einer ländlichen Gegend? – Es wurde erwähnt, daß Magersucht häufig in der oberen Mittel- und Oberschicht auftritt (Morgan & Russell, 1975). Die Befragte sollte daher auch angeben, wie oder wo der Vater und die Mutter tätig sind. 6 Antworten waren vorgegeben, von welchen eine oder auch mehrere anzukreuzen waren. Sind die Eltern Selbständige, Arbeiter, Angestellte, Beamte, Hausfrau/Hausmann oder Rentner?

Ebenfalls wird die Bildung von Kleinfamilien als prädisponierende Bedingung für Magersucht verstanden (Karren, 1986). Dazu wurden die Betroffenen nach der Anzahl der Geschwister befragt, und es wurde darum gebeten, Angaben darüber zu machen, ob noch jemand in ihrer Familie gewohnt hat, wie z.B. Großmutter oder Großvater.

Auch wurde oft erwähnt, daß Magersucht häufig bei Frauen mit höherem Bildungsabschluß vorkommt (Overbeck, 1988). Die Befragten sollten daher auch ihren angestrebten bzw. ihren erreichten Schulabschluß angeben, ferner, ob sie in einem Internat waren oder nicht. Auch der Beruf bzw. der angestrebte Beruf kann Aufschluß über den sozialen Status der Befragten geben.

Als auslösende Bedingung gab Karren (1986) auch eine verzögerte Selbständigwerdung der Jugendlichen an. Dadurch, daß Ausbildung und Studium sich sehr verlängern, sind Jugendliche länger von zu Hause abhängig. Es ist möglich, daß auch ein solcher Punkt das Autonomiestreben der Jugendlichen behindert und Magersucht fördert. Es wurde somit auch nach dem Alter bei Beendigung der Ausbildung gefragt und, ob während der Zeit der Ausbildung zu Hause gewohnt wurde oder nicht. Vielleicht ist die Eßstörung aber auch erst aufgetreten, als die Tochter auszog. Die Betroffene wurde konkret nach dieser Verbindung befragt.

Außerdem nannte Karren (1986) in ihrer soziokulturellen Dimension der prädisponierenden Bedingungen zur Magersucht, daß auch die Normen der Mittel- und Oberschicht, sowie eine starke Konsum- und Leistungsorientierung Magersucht begünstigen können. Dazu wurden der Befragten einige Gesichtspunkte, die die genannten Normen widerspiegeln, vorgegeben. Sie soll dazu angeben, welche Bedeutung diese Punkte für sie haben. Folgende Punkte wurden im Fragebogen aufgeführt:

⇒immer sehr gute Noten in der Schule haben,

⇒später einen Beruf haben, wobei man gut verdient,

⇒möglichst bald ein eigenes Auto zu fahren,

⇒immer modern gekleidet zu sein,

⇒Kinder und einen lieben Partner zu haben,

⇒neben Haushaltsführung noch berufstätig zu sein.

Wenn die Befragte den Punkt für sich selbst sehr wichtig fand, sollte sie eine Eins eintragen, falls nicht ganz so wichtig eine Zwei, wenn weniger wichtig eine Drei, bei unwichtig eine Vier, und wenn sie es total unwichtig fand, eine Fünf.

Um die Befragte nach ihrer Eßstörung und ihren Problemen genauer einordnen zu können, wurden ihr noch einige Fragen zur Diagnose der Magersucht gestellt. Herangezogen wurden dazu Diagnosekriterien der DSM-III-R (1989), und auch nach Feighner (1972). DSM-III-R gibt unter anderem einen Gewichtsverlust an, der ca. 15-20 % unter dem Normalgewicht liegt. Feighner nennt dazu eine offensichtliche Freude am Gewichtsverlust. Außerdem ist die Einstellung zum Körpergewicht deutlich gestört. Dazu wurden in diesem Fragebogen drei Fragen gestellt: a) nach dem Gewicht und nach der Größe – damit kann das prozentuale Untergewicht berechnet werden; b) ob die Betroffene ihr Körpergewicht eher positiv oder eher negativ einschätzt; c) wie stark sie selbst ihren Gewichtsverlust beurteilt – ist sie in der Lage ihn korrekt einzuordnen? Ferner wurde sowohl von Feighner wie nach DSM-III-R eine Amenorrhö genannt. Die Befragte soll dazu angeben, ob ihre Menstruation regelmäßig ist. Feighner nannte auch Perioden von Überaktivität als ein mögliches Kennzeichen für Magersucht. Die Befragte hatte hier anzugeben, wieviel Sport sie am Tag betreibt. Allerdings kann hier die Antwort nicht voll befriedigen, weil nicht jede Überaktivität als sportliche Betätigung aufgefaßt wird. Aber vielleicht können einige Anzeichen für stärkere Betätigung erfaßt werden. Um die reine Anorexie von der Bulimia nervosa abzugrenzen, wurden weitere Kriterien der DSM-III herangezogen. Zur Bulimia nervosa werden hier folgende Punkte genannt: „ Wiederholte Episoden von Freßanfällen (schnelle Aufnahme einer großen Nahrungsmenge innerhalb einer bestimmten Zeitspanne); [...] ; um einer Gewichtszunahme entgegenzusteuern greift der Patient regelmäßig zu Maßnahmen, die Gewichtszunahme zu verhindern, wie selbstinduziertes Erbrechen, Abführmittel, [...] oder übermäßiges körperliches Training; durchschnittlich mindestens 2 Freßanfälle pro Woche [...]" (DSM-III-R, 1989, S. 101). Im Fragebogen wurden dazu folgende Sachverhalte abgefragt: a) ob die Betroffene Heißhungerattacken hat, bei denen sie sich mehr als 2000 Kalorien zuführt; b) ob sie sich nach diesen Heißhungerattacken erlösen kann, indem sie es wieder erbricht; c) wie oft ihr so etwas in der Woche passiert und d) ob sie Abführtabletten benutzt, um ihr Gewicht zu kontrollieren.

Zur Diagnose der Magersucht soll an dieser Stelle noch angeführt werden, daß sämtliche magersüchtige Befragte schon in irgendeiner Behandlung waren. Sie befanden sich entweder in klinischer Behandlung, in ärztlicher bzw. therapeutischer ambulanter Behandlung oder in einer Selbsthilfegruppe. Von daher ist eine Diagnose, daß eine Eßstörung vorliegt, meistens schon von anderer Seite getroffen worden. Zum Teil ist eine Diagnose in diesem Fragebogen auch etwas verwaschen, weil sich schon Gewichtszunahmen oder Einstellungen zum Gewicht im Laufe der Behandlung verändert haben.

Die Erstellung des Fragebogens erfolgte im Anschluß an die Operationalisierung der Faktoren, indem die Fragen in ihrer Reihenfolge etwas gemischt wurden. Dadurch sollte eine Zuordnung der Fragen zu einzelnen Faktoren der Magersucht erschwert werden, da sonst eine tendentielle Antwort nicht auszuschließen ist. Normalerweise wurden die Fragen geschlossen gestellt, so daß Antwortvorgaben gegeben wurden, die nur noch anzukreuzen waren. Im nächsten Gliederungspunkt wird kurz auf die Durchführung der Erhebung eingegangen.

4.2. Ablauf der Befragung

Die Befragung von Magersüchtigen erfolgte im Anschluß an die Befragung von Ärzten und Therapeuten. Die behandelnden Personen wurden gebeten, einen zweiten Fragebogen an ihre PatientInnen weiterzugeben. Etwa 100 Fragebögen gelangten so über die Therapeuten an Magersüchtige. Sie füllten allerdings den Bogen selbständig aus und schickten ihn in einem Antwortumschlag anonym an mich zurück.

Die restlichen 500 Fragebögen wurden an Kontaktpersonen von Selbsthilfegruppen im Bereich Eßstörungen ausgegeben. Diese gaben die Bögen an entsprechende Personen weiter, die die Bögen selbständig ausfüllten und auch wieder in einem Antwortumschlag anonym an mich zurück gesandt haben. Die gesamte Befragung geschah postalisch.

In einer zweiten Erhebungsaktion wurde der bisher erklärte Fragebogen etwas abgewandelt und einer Kontrollgruppe vorgelegt. Der bisherige Fragebogen ist in der Weise abgewandelt worden, daß Fragen, die die Diagnose von Magersucht zum Gegenstand hatte, ganz herausgenommen wurden. Das betraf die Fragen nach dem Gewichtsverlust (Fragen 47 und 54), Fragen nach Benutzung von Abführtabletten und der Regelmäßigkeit der Menstruation (Fragen 48 und 49) und die Fragen nach Heißhungerattakken (Fragen 51-53). Die Frage 12 nach der Verbindung von Eßproblemen und einem Auszug von zu Hause wurde ebenfalls abgewandelt. Die Kontrollgruppe sollte angeben, ob sie irgendwelche Probleme hatte (oder sich vorstellen könnt welche zu bekommen), die in Verbindung mit einem Auszug von zu Hause stehen.

Die Kontrollgruppe bestand zu 97 % aus Mädchen (3 % Jungen) in einem Alter von 15 bis 24 Jahren. Sie ist also vergleichbar mit der Risikogruppe für Magersucht. Von diesen Befragten gab nur eine an, Magersucht gehabt zu haben. Offiziell bestand diese Gruppe somit aus „gesunden" Personen. Um dies zusätzlich zu verdeutlichen: Die Kontrollgruppe bestand nur zu 0,9 % aus Personen mit einem Body-Mass-Index[3] unter 17, im Gegensatz zu den befragten eßgestörten KlientInnen, von denen 40 % einen BMI unter 17 hatten.

Durch die Befragung der Kontrollgruppe sollte deutlich werden, daß „gesunde" Personen den genannten Fragebogen in anderer Weise beantworten. Eine Vermutung ist, daß bei gesunden Leuten die Faktoren nicht vorliegen,

---

[3]   Body-Mass-Index : BMI = Gewicht in kg dividiert durch [Größe in cm/100]^2

d.h. die dafür relevanten Operationalisierungen anders angekreuzt wurden. Wie diese Ergebnisse aussehen, wird im nächsten Gliederungspunkt vorgestellt.

4.3. Ergebnisse der Befragung

Zum besseren Verständnis werden bei der Darstellung der Ergebnisse folgende Begriffe verwendet:

1. Die Personen der Kontrollgruppe (120 Personen), die in einer zweiten Erhebungsaktion befragt wurden, werden als die „Gesunden" bezeichnet. Das geschieht zu dem Zweck, um sie von den Befragten mit Eßproblemen abzugrenzen. Darin ist keinerlei Wertung enthalten.

2. Die Befragten mit Eßproblemen insgesamt gesehen (121 Personen), sollen definiert werden als „Eßgestörte". Auch darin ist keinerlei Wertung enthalten.

3. Größtenteils wird die Gruppe der Eßgestörten noch mal unterteilt in eine Gruppe mit einem Untergewicht (unter Broca-Normal) bis zu 15 %. Diese Gruppe besteht aus 65 Personen, die als „Magersüchtige" definiert werden sollen. Das entspricht auch der Definition von Magersucht aus der Einleitung dieser Arbeit.

4. Der zweite Teil der „Eßgestörten" hat Eßprobleme mit Normalgewicht. Es sind 56 Befragte, und sie werden ferner als „Normalgewichtige" definiert. Um zu verdeutlichen, daß dies willkürliche Definitionen sind, und keinerlei Wertung enthalten, werden sie auch weiterhin in Anführungszeichen aufgeführt.

4.3.1. Fragen zur Diagnose

Bei den Fragen zur Diagnose wird der Unterschied zwischen den „Eßgestörten" und den „Gesunden" sehr deutlich. Beide Gruppen haben eine durchschnittliche Körpergröße von 1,67 m. Die „Eßgestörten" weisen dabei ein durchschnittliches Körpergewicht von 51,7 kg auf, im Gegensatz zu den „Gesunden" mit einem durchschnittlichen Gewicht von 60,8 kg. Aufgrund dieser Daten wurde das Body-Mass-Index berechnet. Die Gruppe der „Eßgestörten" zeigt dabei eine zweigipflige Verteilung. Der größere Hochpunkt liegt bei einem BMI von 16 (14,3 %), der zweite kleinere Hochpunkt liegt bei einem BMI von 21 (9 %). Die Gruppe der „Gesunden" zeigt bzgl. des BMI eine symmetrisch-unimodale Verteilung mit einem Hochpunkt bei einem BMI von 21 (13,6 %). Sie hat einen durchschnittliche BMI von 22 und die „Eßgestörten" von 18. Um den Unterschied zu verdeutlichen, möchte ich ferner den Vergleich zwischen „Gesunden" und „Magersüchtigen" anstellen. Die „Magersüchtigen" haben ein durchschnittliches Gewicht von 44 kg (durchschnittl. Größe von 1,68 m) und ein durchschnittliches BMI von 15,5.

Bei der Frage nach der Einschätzung des persönlichen Gewichtsverlustes unterschätzten ihn einige. Die „Magersüchtigen" weisen ein durchschnittliches Untergewicht von 28,7 % auf. Aber nur 48 % der „Magersüchtigen" schätzten ihren Gewichtsverlust entsprechend ein. 35 % der „Magersüchtigen" gaben ihn mit bis zu 20 % an; 8 % der „Magersüchtigen" schätzten ihren Gewichtsverlust mit bis zu 10 % ein und sogar 9 % der „Magersüchtigen" gaben an, keinen Gewichtsverlust zu haben, obwohl in dieser Gruppe niemand mit normalem Gewicht dabei war. Sie hatten alle mindestens ein Untergewicht von 16 %. – Wenn die einzelnen dann gefragt wurden, wie sie ihren Gewichtsverlust einschätzen, so antworteten 55 % der Befragten mit einem „eher positiv". Diese positive Beurteilung des Gewichtsverlustes, sowie die Unterschätzung desselben, ermöglicht z.T. eine Diagnose für Magersucht. 45 % der Befragten gaben allerdings an, daß sie ihren Gewichtsverlust eher negativ einschätzen. Hier wäre noch zu fragen, inwieweit diese Einschätzung schon auf eine Behandlung zurückzuführen ist.

Weiter weist auch die Antwort auf die Frage nach der Regelmäßigkeit der Menstruation auf Magersucht hin. 83 % der „Magersüchtigen" teilten mit, daß ihre Menstruation nicht regelmäßig ist. Dabei ist zu beachten, daß die Störungen nicht allein auf Untergewicht zurückzuführen sind. Denn von den „Normalgewichtigen" gaben auch 57 % eine Unregelmäßigkeit der Menstruation an.

Sportlich Aktive gibt es auf jeden Fall in allen Gruppen. Auch ist sportliche Aktivität nicht unbedingt mit Überaktivität gleichzusetzen. Bei einem Vergleich von „Magersüchtigen" und „Normalgewichtigen" wird deutlich, daß „Magersüchtige" sich sportlich weit mehr engagieren. 13 % trieben mehr als 2 Stunden Sport täglich, im Gegensatz dazu nur 4 % der „Normalgewichtigen" und 8 % der „Gesunden". Von den „Magersüchtigen" trieben nur 18 % , von den „Normalgewichtigen" 26 % und von den „Gesunden" 31 % keinen Sport.

Weitere diagnostische Fragen wurden zum Aspekt Heißhungerattacken und Erbrechen gestellt. Von den „Magersüchtigen" gaben 41 % an, an Heißhungerattacken zu leiden, wovon 87 % sich anschließend übergeben konnten. Von den „Normalgewichtigen" hatten 86 % Heißhungerattacken, wovon aber nur 71 % anschließend wieder erbrachen.

„Normalgewichtige" benutzten auch häufiger Abführtabletten, um ihr Gewicht zu regulieren. 33 % gaben dies an. Aber auch 25 % der „Magersüchtigen" benutzten zur Gewichtsregulierung Abführtabletten.

Aufgrund der Fragestellung zur Diagnose wird weitgehend deutlich, daß es sich um Magersüchtige handelt, und aufgrund des BMI ist auch eine Einordnung in „Magersüchtige" und „Normalgewichtige" möglich gewesen.

4.3.2. Ursächliche Faktoren

Gesellschaftlicher Bereich

Die Vermutung, daß von Magersucht weitgehend das weibliche Geschlecht betroffen ist, konnte mit dieser Fragebogenaktion bestätigt werden. Nur 1 % der Befragten waren männlichen Geschlechts. Das ist weit weniger als die Angaben, die sonst in der Literatur zu finden sind. Normalerweise wird von etwa 10 % Betroffenheit des männlichen Geschlechts ausgegangen (Bruch, 1980).

Altersmäßig waren die Befragten wie folgt vertreten. Die Gruppe der „Gesunden" hatte ein durchschnittliches Alter von 19 Jahren, die Gruppe der

„Eßgestörten" ein Durchschnittsalter von 26 Jahren, die Gruppe der „Magersüchtigen" hatte ein Durchschnittsalter von 25 Jahren und die Gruppe der „Normalgewichtigen" ein durchschnittliches Alter von 27 Jahren. Deutlich wird dabei, daß Magersüchtige meistens jünger sind, als bulimische Frauen, die größtenteils in der Gruppe der „Normalgewichtigen" wiederzufinden sind. (Aus dem Alter können allerdings keinerlei Schlüsse auf die Ursache der Erkrankung gezogen werden, denn das angegebene Alter stimmt meistens nicht mit dem Alter des Beginns der Erkrankung überein.)

Die Frage nach der Tätigkeit der Eltern sollte eine Einordnung der Magersüchtigen in eine bestimmte soziale Schicht gewährleisten. Hierbei soll auch ein Vergleich zwischen „Gesunden" und „Magersüchtigen" die Vermutung bestätigen, daß Magersüchtige vermehrt aus der oberen Mittel- bis Oberschicht kommen. Von den „Gesunden" waren prozentual die meisten Väter als Arbeiter tätig, nämlich 42 %. Von den „Magersüchtigen" waren nur 21 % als Arbeiter tätig. Dagegen war der höchste prozentuale Anteil der Väter der „Magersüchtigen" als Beamte tätig, nämlich 34 %. Die Väter der „Gesunden" waren nur zu 8 % Beamte. Bei einer Gegenüberstellung sieht die Verteilung folgendermaßen aus:

	Väter der „Gesunden"	Väter der „Magersüchtigen"
Arbeiter	42 %	21 %
Selbständiger	9 %	21 %
Angestellter	34 %	23 %
Beamter	8 %	34 %
Rentner	6 %	2 %
Hausmann	1 %	0 %

Diese starke Differenz zwischen „Gesunden" und „Magersüchtigen" ist bei der Tätigkeit der Mütter nur in Ansätzen zu sehen. Eine Übersicht soll in einer Tabelle gezeigt werden.

	Mütter von „Gesunden"	Mütter von „Magersüchtigen"
Arbeiterin	15 %	9 %
Selbständige	4 %	9 %
Angestellte	43 %	53 %
Beamte	6 %	5 %
Rentnerin	1 %	2 %
„nur" Hausfrau	31 %	24 %
Hausfrau + obengenannter anderer Beruf	23 %	29 %

Deutlich wird dabei, daß Mütter von „Magersüchtigen" häufig als Angestellte und Selbständige tätig sind. Das bestätigt in Ansätzen die Vermutung, daß Magersüchtige in der oberen Mittelschicht anzutreffen sind. Oft vereinen die Mütter Beruf und Haushalt, seltener sind sie „Nur-Hausfrauen".

Um zu testen, ob die Behauptung korrekt ist, daß Mädchen mit einem höheren Bildungsabschluß häufiger magersüchtig werden, wurde nach dem Schulabschluß gefragt. Die „Gesunden" hatten zu 35 % einen Hauptschulabschluß, zu 59 % mittlere Reife, zu 3 % Abitur bzw. Fachabitur. Die Gruppe der „Eßgestörten" dagegen hatten zu 7 % einen Hauptschulabschluß, zu 33 % mittlere Reife, zu 43 % Abitur bzw. Fachabitur und 7 % hatten einen Hochschulabschluß. Ähnliche Aussagen lieferte die Frage nach dem angestrebten Schulabschluß. Hier war es 1 % der „Gesunden", die den Hauptschulabschluß anstrebten, 27 % die mittlere Reife, 14 % Abitur bzw. Fachabitur und 5 % einen Hochschulabschluß. Von den „Eßgestörten" strebte niemand einen Hauptschulabschluß an, 2% die mittlere Reife, 11 % das Abitur bzw. Fachabitur, 21 % einen Hochschulabschluß und 2 % andere Abschlüsse. Tendentiell können einige Schlüsse daraus gezogen werden. Zu beachten ist dabei allerdings, daß die Gruppe der befragten „Gesunden" aus einem beruflichen Schulzweig stammten. So konnte von diesen eigentlich noch niemand einen Hochschulabschluß haben. Aber aus der Aussage der „Eßgestörten", daß 50 % Abitur oder einen Hochschulabschluß hatten, und daß weitere 32 % das Abitur bzw. einen Hochschulabschluß anstrebten, ist in Ansätzen schon zu ersehen, daß Magersüchtige häufig einen höheren

Bildungsabschluß besitzen. Es wurde weiterhin auch nach dem Beruf gefragt. Aus den Antworten ist allerdings keinerlei Tendenz hin zu einem bestimmten Beruf zu erkennen.

Angenommen wurde ferner, daß die Normen der Mittel- und Oberschicht, sowie eine Konsum- und Leistungsorientierung mit zur Magersucht beitrage. Die Befragten mußten die individuelle Bedeutung einiger Punkte einstufen. Die Einstufung sollte mit Vergabe von Punkten von 1 bis 5 geschehen (wie auch unter Punkt 4.1. erläutert). Die Ergebnisse werden hierbei anhand der Mittelwerte („Durchschnittsnoten") der vergebenen Punkte dargestellt. Die Wichtigkeit von guten Noten stuften „Gesunde" mit durchschnittlich 1,72 und „Magersüchtige" mit 1,82 ein. Die Bedeutung eines Berufes, bei dem man gut verdient, benoteten „Gesunde" mit 1,71 und „Magersüchtige" mit durchschnittlich 1,82. Die Bedeutung des Besitzes eines eigenen Autos war von „Gesunden" mit 2,62 und von „Magersüchtigen" mit durchschnittlich 2,89 eingestuft worden. Immer modern gekleidet zu sein fanden die „Gesunden" mit durchschnittlich 2,68 wichtig, die „Magersüchtigen" mit 2,77. Ebenso fanden die „Gesunden" es wichtiger Kind(er) und einen lieben Partner zu haben. Sie stuften dies im Mittel mit 1,36 ein, „Magersüchtige" mit 1,63. Einzig wichtiger fanden „Magersüchtige" es Beruf und Haushalt miteinander zu verbinden. Dies benoteten „Gesunde" mit durchschnittlich 2,35 und „Magersüchtige" mit 1,71. Diese Unterschiede sind aber nicht signifikant für eine Aussage. Aufgrunddessen, daß „Gesunde" die Punkte durchweg wichtiger fanden, kann auf jeden Fall festgehalten werden, daß „Magersüchtige" nicht konsum- und leistungsorientierter, bzw. stärker an den Normen von Mittel- und Oberschicht ausgerichtet sind als „Gesunde". Vielleicht haben sie es deswegen in einer konsum- und leistungsorientierten Gesellschaft schwerer.

Eine weitere Vermutung war auch, daß die Urbanisierung eine prädisponierende Bedingung für Magersucht sei. Dazu sollten die Befragten angeben, ob sie aus einer Großstadt bzw. Aus einem ländlichen Gebiet kommen. Aus einer Großstadt stammten 12 % der „Gesunden" und 22 % der „Magersüchtigen". Aus einer Kleinstadt (bis zu 20.000 Einwohnern) stammten 23

% der „Gesunden" und 11 % der „Magersüchtigen". Die Zahlen von der ländlichen Gegend, sowie aus einer Stadt bis zu 200.000 Einwohnern waren bei beiden Gruppen fast identisch. Deswegen können auch aus den anderen Zahlen keine tendentiellen Aussagen gemacht werden.

Dünnsein als Ausdruck von Selbstdisziplin und persönlicher Effektivität bzw. Dicksein als Zeichen mangelnder Disziplin und persönlichem Mißerfolg, ist ein Faktor, der von unserer Gesellschaft so formuliert und gelebt wird. Er wird hier im Rahmen des gesellschaftlichen Bereiches behandelt. Es wurde nach den Körpereigenschaften einer Geschäftsleiterin, und einer Hilfskraft gefragt. – Von den „Gesunden" ordneten 89 % der Geschäftsleiterin das schlanke Körperbild zu, 7 % das dickere Körperbild und 4 % wählten beide Körperbilder. Die vermutete Kopplung von einem schlanken Körperbild und persönlichem Erfolg ist also durchaus in unserer Gesellschaft zu finden. Die „Eßgestörten" haben diese Kopplung allerdings noch weit mehr verinnerlicht. Sie ordneten zu 99 % der Geschäftsleiterin das schlanke Körperbild zu und nur 1 % wählte das dickere Körperbild. In ähnlichen Anteilen wurden auch die Körpereigenschaften einer Hilfskraft beurteilt. Hier ordneten 68 % der „Gesunden" einer Hilfskraft das dickere Körperbild zu, 26 % das schlankere Körperbild und 6 % beide Möglichkeiten. Die „Eßgestörten" zeigten auch hier eine deutlichere Tendenz, indem sie zu 88 % der Hilfskraft das dickere Körperbild zuerkannten und nur zu 12 % das schlankere. Aus diesen Aussagen wird tendentiell sehr deutlich, daß die Verknüpfung von Körpereigenschaften und persönlichem (Miß-)erfolg in der Gesellschaft vertreten ist, sich aber die Personen mit Eßproblemen viel stärker damit identifizieren.

Ein weiteres Bild, das von der Gesellschaft gestützt wird, ist die bewundernswerte Leistung der freiwilligen Selbstbeherrschung. Empfinden Magersüchtige diese Bewunderung, z.B. wenn sie beim Essengehen sich mit einem grünen Salat zufriedengeben, die Freunde aber richtig zuschlagen? Der Unterschied zwischen „Gesunden" und „Magersüchtigen" wird tendentiell deutlich. Nur 28 % der „Gesunden" konnten sich eine Bewunderung vorstellen. Die „Magersüchtigen" empfanden zu 47 % eine Bewunderung. Hier ist nur eine Tendenz in Richtung Bewunderung festzustellen, denn wenn Magersüchtige sehr abgemagert sind, wird ihnen keine Bewunderung mehr zuteil. So gab eine Frau an, daß sie nicht bewundert würde, da ihre Eßprobleme bekannt seien. Für ein intensives körperliches Training (z.B. Jogging) konnten sich sogar 53 % der „Gesunden" Bewunderung vorstellen und 69 % der „Magersüchtigen". Hier wird deutlich, daß unsere Gesellschaft freiwillige Selbstbeherrschung bewundert und stützt, und daß Magersüchtige das noch etwas stärker empfinden. Im Gliederungspunkt „Ansätze zur Veränderung" wird daher zum gesellschaftlichen Bereich noch etwas zu sagen sein.

Familiärer Bereich

Beim familiären Bereich soll zuerst auf die Ansicht eingegangen werden, die Bildung von Kleinfamilien trage auch zur Magersucht bei. Dazu wurden die Befragten gebeten Angaben zur Anzahl der Geschwister und zu anderen Mitbewohnern der Familie zu machen. Eine Gegenüberstellung der Anzahl der Geschwister von „Gesunden" und „Magersüchtigen" macht deutlich, daß Magersüchtige wesentlich häufiger aus Kleinfamilien (meist mit einer Schwester bzw. einem Bruder) stammen als Gesunde. (Prozentzahlen sind gerundet).

	Geschwisteranzahl „Gesunder"	Geschwisteranzahl „Magersüchtiger"
0	14 %	10 %
1	29 %	52 %
2	23 %	30 %
3	15 %	4 %
4	11 %	4 %
5	3 %	--
6	2 %	--
7	2 %	--
8	1 %	--
9	1 %	--

Ferner hatten „Gesunde" zu 74 % keine weiteren Familienmitbewohner, „Magersüchtige" zu 82 %. Von 13 % der „Gesunden" wohnten eine Oma oder ein Opa mit in der Familie, bei den „Magersüchtigen" nur zu 9 %. Außerdem hatten 13 % der „Gesunden" mehr als eine(n) FamilienmitbewohnerIn und nur 9 % der „Magersüchtigen". Die Tendenz weist also darauf hin, daß Magersüchtige häufiger in Familien mit geringerer Geschwisteranzahl, sowie geringerer Zahl weiterer Bewohner leben.

Magersucht wird als ein Machtmittel verstanden, mit dem verdeckt Macht ausgeübt werden kann. Da es besonders häufig in Familien auftritt, in welchen offen kein Einfluß geltend gemacht werden kann, soll dieser Frage auch im Rahmen des familiären Bereiches nachgegangen werden. Dazu sollte angegeben werden, wie häufig nachstehende Situationen vorkommen könnten. Wenn andere gemein zu den Befragten sind, wie häufig reagieren sie, indem sie nichts essen (oder essen und es anschließend wieder erbrechen)? – Von den „Gesunden" gaben 72 % an, daß dies nie bzw. selten vorkomme und bei 8 % kam es häufig bzw. immer vor. Bei den „Magersüchtigen" ist die Verteilung gegensätzlich. Hier sagten 25 %, daß es selten bzw. nie vorkomme und 45 %, daß es immer bzw. häufig vorkomme. Dann wurde noch gefragt: Wenn die Befragten sich auch sonst sehr machtlos vorkommen, wie häufig haben sie beim Hungern (oder Erbrechen) das Gefühl Macht zu erlangen? – Hier ist die Verteilung so wie in der vorangegangenen Frage. 69 % der „Gesunden" gaben an, daß dies nie bzw. selten vorkomme und 13 %, daß es häufig bzw. immer vorkomme. „Magersüchtige" gaben dagegen an, daß bei 13 % es selten bzw. nie vorkomme und 65 %, daß es immer bzw. häufig vorkomme. Es wird also tendenziell deutlich, daß Magersucht „benutzt" wird, um Macht auszuüben, wobei dies meist unbewußt geschieht. Bei der letzten Frage ist außerdem ein Vergleich von „Magersüchtigen" und „Normalgewichtigen" interessant. Von diesen gab nämlich doch ein Prozentsatz von 39 % an, daß sie nie bzw. selten das Gefühl hätten, beim Hungern Macht zu erlangen. Das Gefühl Macht zu erlangen hängt demnach auch von dem „Erfolg" ab, der mit der Magersucht, d.h. dem Hungerstreik erreicht wird.

Ein weiterer Faktor ist, daß sensible Kinder sich verpflichtet fühlen, die Familienharmonie zu erhalten, aber damit überfordert sind. Um dies zu testen, wurde gefragt, ob die Betroffenen das Gefühl haben (oder hatten) zwischen ihren Eltern zu stehen. 38 % der „Gesunden" meinten, daß es so ist. Von den „Eßgestörten" stimmten dieser Ansicht 61 % zu. Wenn man die Gruppe der „Eßgestörten" noch mal aufsplittet, stellt man fest, daß die „Normalgewichtigen" stärker dieser Ansicht zustimmten (mit 67 %) als die „Magersüchtigen" (mit 54 %). – Ferner wurde gefragt, ob die Betroffenen auch meinten, sie müßten ihren Eltern immer gute Gefühle verschaffen. 41 % der „Gesunden" stimmten dem zu. Von den „Eßgestörten" stimmten sogar 81 % zu. („Magersüchtige": 84 % Zustimmung; „Normalgewichtige": 79 % Zustimmung). – Die dritte Frage zu diesem Komplex war, ob die Betroffenen sich oft schuldig fühlen würden an kleineren (oder auch größeren) Problemen in der Familie. Von den „Gesunden" bejahten dies 42 %, von den „Eßgestörten" 77 %. Auch hier besteht ein deutlicher Unterschied zwischen „Magersüchtigen" und „Normalgewichtigen". Erstere bejahten die Frage mit 88 %, letztere mit 65 %. Zusammenfassend kann zu diesem Faktor gesagt werden, daß viele Kinder, ob mit Eßproblemen oder ohne, Schwierigkeiten mit der Familienharmonie haben und manchmal meinen, sie müßten etwas Positives dazu tun. Aber „Magersüchtige" sind dabei wesentlich häufiger und intensiver angesprochen. Wenn es um den Familienfrieden geht, fühlen sie sich stärker angesprochen, weil es dabei stärker um die eigene Person geht. An der Tatsache, daß sie zwischen den Eltern stehen, können die Betroffenen selbst nicht viel ändern und daher haben Magersüchtige diese Frage nicht überproportional bejaht.

Eine starke, enge Beziehung zur Mutter wurde ebenfalls als Ursache für Magersucht angeführt. Die Tochter müsse sich in dem Fall mit der Magersucht abgrenzen. Wie eng die Beziehung zur Mutter ist, sollte mit nachstehenden Fragen getestet werden. Waren die Befragten der Ansicht, daß sie die Gedanken der Mutter immer kennen würden und diese ebenso ihre Gedanken? Bei einem Vergleich von „Gesunden" und „Eßgestörten" kann kein Unterschied festgestellt werden. „Gesunde" bestätigten zu 61 %, daß

sie die Gedanken der Mutter kennen würden und „Eßgestörte" zu 60 %.
Gleiches Resultat ergab die Frage, ob man die Mutter liebt und sich ein
Leben ohne sie gar nicht vorstellen kann. 56 % der „Gesunden", sowohl als
auch der „Eßgestörten" bestätigten diese Annahme. Bei der letzten Frage zu
diesem Komplex ergab sich sogar ein umgekehrtes Bild, wie vorher vermu-
tet. 41 % der „Gesunden" sagten, daß sie, wenn sie von der Schule (bzw.
Arbeit) nach Hause kamen oder kommen ihre Erlebnisse erst mit der Mutter
bereden mußten. Von den „Eßgestörten" waren dies nur 39 %. Nach diesen
Aussagen wäre zu vermuten, daß Magersüchtige nicht eine zu enge Beziehung zur Mutter haben. Vielleicht ist aber auch die Beziehung zur Mutter so
eng, daß die Betroffenen in keinem Fall bereit sind, es zuzugeben und sich
somit einer Veränderung zur Verfügung zu stellen. Auf jeden Fall wären hier
weitergehendere Fragen angebracht.

Magersucht wird auch als Sprache verstanden, mit der Dinge „gesagt"
werden, die offen nicht gesagt werden dürfen. Zu der Frage, ob in der
Familie der Betroffenen eigentlich immer alles in Ordnung gewesen sei und
ob es bisher (im Fragebogen an Magersüchtige: bis auf Eßprobleme) keine
größeren Probleme gegeben habe, antworteten die „Gesunden" zu 19 % mit
„stimmt". Die „Magersüchtigen" stimmten dagegen mit 44 % dem zu. Die
nächste Frage, ob in ihrer Familie Probleme und Streitigkeiten lieber totgeschwiegen wurden als offen ausgetragen, bejahten 18 % der „Gesunden"
und 70 % der „Magersüchtigen". Was diesen Faktor betrifft, wird also sehr
deutlich, daß Familien, die lieber etwas totschweigen, in starkem Maße eine
„stumme Sprache" wie Magersucht fördern.

Andererseits wurde auch eine mangelnde Konfliktbegrenzung, also eine
Ausweitung der Elternprobleme auf die Kinder, als ein Faktor für Magersucht angesehen. Um diesen Aspekt zu kontrollieren, sollte gesagt werden,
ob die Befragten von den Eltern in ihre Probleme eingeweiht wurden und,
wenn dies der Fall war, von wem dies gehandhabt wurde. Eine Einweihung
in persönliche Probleme von seiten der Eltern kam sowohl bei „Gesunden"
als auch bei „Magersüchtigen" zu 55 % vor. Unterschiedlich war nur, von
wem der Einblick gegeben wurde. Bei den „Gesunden" war es mit 38 % die

Mutter, mit 6 % der Vater und mit 12 % beide Elternteile. Bei den „Mager-süchtigen" war es mit 44 % die Mutter und mit 12 % beide Elternteile. Die Tochter war nie allein die Vertraute des Vaters. Aus diesen Daten ist keine Aussage bzgl. der mangelnden Konfliktbegrenzung zu machen. Deutlich wird nur dabei, daß die Magersüchtige keine ausschließliche (ausschließlich der Mutter) Beziehung zum Vater hat. Zu dieser Frageneinheit wurde zusätzlich die Frage gestellt, ob die Eltern, wenn sie Probleme hatten sich immer so verhielten, daß die Befragte diese Probleme nie erfahren hat. Dies bejahten 31 % der „Gesunden" im Gegensatz zu 44 % der „Magersüchti-gen". Hier wurde deutlich, daß die Eltern von Magersüchtigen die Kinder stärker in ihre Probleme einbezogen als die Eltern von „Gesunden". Aber tendentielle Aussagen lassen sich aus diesen geringen Differenzen nicht herleiten.

Für den familiären Bereich sollen abschließend die Ergebnisse des Faktors „Starrheit und Intoleranz gegenüber Veränderungen" dargestellt werden. Auf die Frage, ob es schwierig sei, wenn die Eltern eine bestimmte Meinung hätten, eine andere Ansicht zu vertreten, antworteten 48 % der „Gesunden" mit einem Ja. Von den „Magersüchtigen" hatten 74 % Probleme, eine eigene Ansicht gegenüber ihren Eltern durchzusetzen. Zusätzlich wurde gefragt, ob sie ihre Eltern als sehr konservativ einschätzen würden, und ob diese auch nicht bereit seien, an ihrer Haltung etwas zu ändern. Die „Gesunden" schätzten ihre Eltern zu 29 % als konservativ ein, die „Magersüchtigen" zu 55 %. Tendentiell ist auch aus diesen Ergebnissen abzuleiten, daß die Möglichkeit besteht, daß Intoleranz und eine sehr rigide Haltung der Eltern die Magersucht der Töchter fördern kann.

Autonomiestreben

Ein ursächlicher Faktor für Magersucht ist die fehlende oder mangelhafte Selbständigkeit der Magersüchtigen. Die Magersucht ist als Versuch zu verstehen (zumindest auf dem Gebiet der Nahrungsaufnahme) die Selbstän-digkeit zu erreichen. Es wurde daher gefragt, ob manchmal gedacht wird, daß Hungern das einzige ist, was die einzelnen in der Hand haben und das

Essen (oder Nichtessen) das einzige ist, worüber sie selbst zu bestimmen haben. 31 % der „Gesunden" sagten, daß sie manchmal so empfänden. Von den „Eßgestörten" bestätigten 64 % diese Gedanken. Wesentlich ist, daß die „Magersüchtigen" zu 75 % die Gedanken bestätigten, die „Normalgewichtigen" nur zu 52 %. Diese Zahl kommt daher zustande, daß unter den „Normalgewichtigen" etliche Bulimiker zu finden sind, die ihr Eßverhalten häufig nicht mehr kontrollieren können und daher auch keine Autonomie empfinden. Je mehr die Betroffenen aber in der Lage sind, ihre Nahrungsaufnahme zu kontrollieren und zu verweigern, haben sie das Gefühl, Autonomie zu erlangen. Danach ist der Gedanke durchaus vertretbar, daß eine Magersüchtige versucht, über ihre Magersucht Autonomie zu erlangen.

Überdies wurden die Betroffenen gefragt, ob es etwas gäbe, was sie unbedingt gerne einmal machen würden. Bei dieser Frage gaben allerdings von den „Gesunden" 47 % an, daß sie es nicht wüßten. Bei den „Magersüchtigen" war diese Zahl vergleichbar. Hier wußten 41 % nicht, was sie gerne machen würden. Allein der Wunsch etwas zu machen, muß deutlich unterschieden werden von der Realität, d.h., was auf den Wunsch folgend wirklich ausgeführt wird. Von den eßgestörten „Normalgewichtigen" wußten sogar nur 25 % nicht, was sie gerne machen würden. Hier müßte die Frage folgen, in welchem Maße die Wünsche realisiert werden. Ohne diese Frage sind keine Aussagen zu machen, die auf die Autonomie der Befragten schließen lassen.

Ein anderer Faktor, der in diesen Bereich fällt, ist, daß ein Konflikt zwischen Abhängigkeits- und Unabhängigkeitsbedürfnissen besteht. Magersucht verdeckt diesen Konflikt. Den Betroffenen wurden daher zwei Situationen vorgestellt, in die sie sich hineindenken sollten. Die erste Situation war eine Abstimmung in einer Schulklasse über eine Fahrt. Der ausgewählt Ort gefiel der Betroffenen nicht. Von den „Gesunden" sagten 46 %, sie würden lautstark dagegen stimmen. Von den „Eßgestörten" sagten dies nur 27 %. Überhaupt nichts sagen, weil ihnen solch ein Aufstand zu peinlich ist, würden nur 20 % der „Gesunden", aber 39 % der „Eßgestörten". Personen, die nicht wußten wie sie reagieren würden, gab es bei den „Gesunden" zu

32 % und bei den „Eßgestörten" zu 34 %. Deutlich wird bei der Frage, daß sich wesentlich mehr „Eßgestörte" still halten würden. – Die zweite Situation war eine Wohnungsrenovierung zu Hause. Die Angehörigen lassen lieber die Handwerker kommen, die Befragte will es aber lieber selber machen. Wie reagierten die Befragten? Von den „Gesunden" würden 45 % es durchsetzen, es selber zu machen, von den „Eßgestörten" würden dies 31 % tun. Sich zurückziehen und resignieren würden 30 % der „Gesunden" und 39 % der „Eßgestörten". Von den „Gesunden" wußten 24 % und von den „Eßgestörten" 29 % nicht, wie sie reagieren würden. Aus diesen Ergebnissen kann keine Aussage darüber gemacht werden, ob die Betroffenen in einem Konflikt zwischen Abhängigkeits- und Unabhängigkeitsbedürfnissen stehen. Es wird eher deutlich, daß sie die Abhängigkeitssituation wählen, sich zurückziehen und resignieren. Für den Bereich des Autonomiestrebens kann daraus abgeleitet werden, daß Magersüchtige an mangelnder Autonomie leiden.

Zu diesem Konflikt zwischen Abhängigkeits- und Unabhängigkeitsbedürfnissen wurden schließlich die Befragten noch direkt um eine Aussage gebeten. Kennen die Betroffenen den Konflikt, daß sie total umsorgt werden möchten, aber andererseits auch ganz autark durchs Leben kommen wollen? Von den „Gesunden" kannten 46 % diesen Konflikt und von den „Eßgestörten" sogar 93 %. Wenn die Betroffenen also direkt darum gefragt werden, dann wird sehr stark deutlich, daß Magersüchtige viel stärker diesen Konflikt empfinden. Die Magersucht kann durchweg eine Möglichkeit sein, diesem Konflikt auszuweichen. Weil die Magersüchtige „krank" ist, wird sie umsorgt, beweist aber mit ihrer „Autonomie" bei der Nahrungsaufnahme, daß sie alleine zurechtkommen will.

Äußere Faktoren, die die Autonomie der Jugendlichen begrenzen, können auch mitverursachend für die Magersucht sein. Es wurde die verzögerte Verselbständigung der Jugendlichen angeführt (Karren, 1986). Dazu wurde im Erhebungsbogen gefragt, wie alt die Betroffenen zur Beendigung der Ausbildung gewesen seien, ob sie während der Ausbildung zu Hause gewohnt hätten und ob sie Probleme zwischen einem eventuellen Auszug zu

Hause und ihrer Magersucht sehen könnten. Von den „Gesunden" wohnten 55 % in ihrer Ausbildungszeit zu Hause. Von den „Eßgestörten" war es nur ein geringer Anteil mehr, der zu Hause wohnte (59 %). Auch das Alter bei Beendigung der Ausbildung war nur geringfügig höher. Die „Gesunden" waren durchschnittlich 21,7 Jahre alt, mit einer geringeren Streuung (Standardabweichung = 2,9). Die „Eßgestörten" waren durchschnittlich 23,4 Jahre alt mit einer etwas größeren Streuung (Standardabweichung = 4,2). Ebensowenig signifikant waren die Aussagen zur Verbindung von Problemen und einem Auszug von zu Hause. Von den „Gesunden" konnten sich 19 % Probleme in Verbindung mit einem Auszug vorstellen, „eventuell", konnten sich 23 % Probleme denken und 59 % konnten sich nicht vorstellen deswegen Probleme zu bekommen. Vergleichbar waren auch die Angaben der „Eßgestörten". 20 % glaubten, daß ihre Eßproblematik mit einem Auszug zusammenhängen würde, 26 % meinten „vielleicht" und 54 % konnten dabei keine Verbindung sehen. Ausschließlich äußere Faktoren können tendentiell nicht als Begründung zur mangelnden Autonomie herangezogen werden, von Bedeutung ist auch immer die Konstitution der Betroffenen.

Magersucht als Machtmittel

Als Faktor wurde schon im familiären Bereich angeführt, daß Magersucht auch das Gefühl verleiht, über den eigenen Körper und über andere Macht auszuüben. Unter diesem Gliederungspunkt soll daher nicht mehr darauf eingegangen werden. Außerdem kann Hungern und Gewichtsabnahme ein Gefühl der Stärke und Leistungsfähigkeit hervorrufen und damit die Magersucht fördern. Dazu wurde gefragt, ob die einzelnen sich stark und leistungsfähig fühlen, wenn die Waage morgens etwas weniger anzeigt als am Tag zuvor. Die „Gesunden" gaben zu 45 % an, daß eine Gewichtsabnahme ihnen das Gefühl verleiht, besonders fit zu sein. Dabei wird der Trend in unserer Gesellschaft, durch Gewichtsabnahme sich fit zu fühlen, schon deutlich. Wieviel stärker das aber bei „Eßgestörten" der Fall ist, machen die Zahlen deutlich. Von letzteren gaben 86 % an, daß Hungern und Gewichtsabnahme ihnen ein Gefühl von Stärke und Leistungsfähigkeit vermittelt. Verstärkt wurde dieser Aspekt noch mit der zusätzlichen Frage, ob sie sich erst mit einem Hungergefühl in der Magengegend richtig in Form fühlen. So intensiv wie die vorherige Frage wurde diese Frage nicht bejaht. Es ergab sich aber dennoch der gleiche Trend. Die „Gesunden" bejahten mit 21 % und die „Eßgestörten" mit 59 %.

Magersucht als Vermeidungsverhalten

Ein Faktor in diesem Bereich ist, daß Magersucht durch die Konzentration auf das Thema Essen, negative Gefühle vertreibt. Selbst wenn Nahrung fast gänzlich verweigert wird, ist die Gedanken- und Gefühlswelt stark mit dem Thema Essen besetzt. Empfinden Magersüchtige es so, daß sie negative Gefühle dadurch vertreiben können? Es wurde gefragt, ob sie sich bei starkem Frust dadurch aufmuntern können, daß sie abnehmen und sich diese Leistung vor Augen halten. 36 % der „Gesunden" und 72 % der „Eßgestörten" bestätigten diese Frage. Auf die Frage, ob sie mit einer „Freßorgie", dem „totalen Sportprogramm" oder dem „Genießen des Hungergefühls" allen Frust vergessen können, antworteten 27 % der „Gesunden" und 65 % der „Eßgestörten" mit „Ja". Tendenziell ist zu sagen, daß die Tatsache, daß man negative Gedanken durch die Magersucht verdrängen kann, ursächlich für Magersucht sein kann.

Ebenso läßt sich durch die Magersucht auch Intimität und Beziehung zu anderen vermindern. Die Befragten sollten Angaben machen zur Anzahl ihrer Freunde und zu der Zahl der Freunde, mit denen sie über alle Probleme reden könnten. Die „Gesunden" hatten durchschnittlich 8,8 allgemeine FreundInnen mit einer großen Streuung (Standardabweichung = 9,4). Die Zahl der Freunde der „Eßgestörten" war geringer. Sie hatten durchschnittlich 3,8 FreundInnen mit einer geringeren Streuung (Standardabweichung = 3,6). Von den „Gesunden" gaben 3 % an, keine FreundInnen zu haben und von den „Eßgestörten" waren es sogar 10 %. Die Zahl der engen Freundschaften, in denen über alle Probleme geredet werden kann, war bei beiden Gruppen natürlich geringer. Aber auch hier hatten die Magersüchtigen wesentlich weniger FreundInnen. Die „Gesunden" hatten durchschnittlich 3,7 FreundInnen (Standardabweichung = 5,4), die„Eßgestörten" durchschnittlich 2,2 (Standardabweichung = 2,4). Keine engere FreundIn zu haben gaben 7 % der „Gesunden" und 16 % der „Eßgestörten" an. Deutlich wird, daß „Gesunde" wesentlich mehr Kontakte und auch mehr engere Kontakte haben. Wenig Kontakte und auch wenig engere Kontakte können also ursächlich für Magersucht sein, sie können aber auch Folge der Magersucht sein. Bei letzterem Gedanken könnte man ansetzen, daß die Magersucht eine Möglichkeit ist, sich von anderen zurückzuziehen und abzugrenzen.

Magersucht als „Sprache ohne Worte"

Zur „Sprache ohne Worte" gehört, daß die Magersüchtige gar nicht in der Lage ist, auslösende Faktoren anders zu artikulieren und zu bewältigen. Zu diesem Aspekt wurde die Befragte wiederum gebeten sich vorzustellen, wie sie auf folgende Situation reagieren würde. Wenn jemand aus der Familie gemein zu ihr ist, wie reagiert sie dann? „Gesunde" gaben zu 85 % an, daß sie demjenigen genau auseinandersetzen, was sie an der Handlung des anderen gemein finden. Von den „Magersüchtigen" gab der größere Teil (67 %) an, daß sie nur denken würden: so eine Gemeinheit – und daß sie zum Abendessen gar nichts mehr essen würden, damit der andere seine Gemeinheit empfindet. Ein anderer Auslöser kann eine Depression sein. Wie reagieren die Befragten hierauf? Von den „Gesunden" gaben 87 % an, daß sie genau analysieren würden, was diese Stimmung ausgelöst hat, um anschließend etwas daran ändern zu können. Der größere Teil der „Eßgestörten" reagiert wieder mit magersüchtigen Symptomen. 77 % sagten, daß sie hungern (oder essen und anschließend erbrechen), um damit die depressive Stimmung zu verjagen.

Aus diesen Angaben sind deutliche tendentielle Aussagen zu machen. Magersüchtige sind oft nicht in der Lage, ihre Probleme anders zu verarbeiten und reagieren dann selbstzerstörerisch. Diese Unfähigkeit ist folglich auch eine Ursache der Magersucht.

Desgleichen ist Magersucht eine „Sprache" um auszudrücken, wie sehr die Betroffene sich nach Anerkennung sehnt. Da die Magersüchtige nur wenig Selbstwertgefühl hat, benötigt sie fast ständige Anerkennung. Die Betroffene wurde gefragt, ob sie, wenn sie etwas Tolles geleistet hat, keinerlei Anerkennung erwartet, weil sie ja von sich selbst überzeugt ist. 51 % der „Gesunden" stimmten der Frage zu, daß sie keinerlei Anerkennung erwarten. Die „Eßgestörten" waren aber keinesfalls so von sich selbst überzeugt. Hier sagten nur 10 %, daß sie keinerlei Anerkennung erwarten, wenn sie etwas Tolles geleistet hätten. Dieses mangelnde Selbstwertgefühl wird auch bei der nächsten Frage deutlich, ob die Betroffenen sich sehr nach Anerkennung sehnen, und ob sie sich oft von aller Welt abgelehnt und unnütz fühlen. Von den „Gesunden" sagten 38 %, daß sie sich sehr nach Anerkennung sehnen und sich oft von aller Welt abgelehnt fühlen würden. Von den „Eßgestörten" empfanden dies 82 %. Es wird verständlich, daß die Möglichkeit besteht, die Magersucht zu benutzen, um Anerkennung zu erlangen.

4.3.3 Auslösende Faktoren

Bei den auslösenden Faktoren wurde unterschieden zwischen den Auslösern der ersten „Eßprobleme" und den Auslösern für einen speziellen „Eßanfall". Bei ersteren steht die Frage dahinter, was eine Magersucht ausgelöst hat, bei zweitem eher der Aspekt, was an täglichen Problemen regelmäßig als Auslöser fungiert. Bei dieser Fragestellung kann kein Vergleich zwischen „Gesunden" und „Eßgestörten" gemacht werden, da die „Gesunden" nicht nach den Auslösern für ihre Eßproblematik gefragt werden konnten. Bei ihnen liegt keine entsprechende Problematik vor. Bei den Auslösern, bei denen ein bedeutender Unterschied zwischen „Magersüchtigen" und „Normalgewichtigen" vorliegt, werden die Ergebnisse differenziert aufgeführt. Sonst werden nur die als auslösend empfundenen Faktoren dargestellt.

Schwierigkeiten in zwischenmenschlichen Beziehungen

Die Schwierigkeiten mit den Eltern lösen nicht signifikant eine Magersucht aus. 58 % der „Eßgestörten" gaben an, daß ihre ersten Probleme entstanden, als sie Schwierigkeiten mit den Eltern hatten. Ähnlich wurden die Probleme direkt vor einer Heißhungerattacke eingestuft. Hier gaben 53 % der „Eßgestörten" an, daß direkt vor einer Heißhungerattacke Schwierigkeiten mit den Eltern im Mittelpunkt standen.

Schwierigkeiten mit den Geschwistern waren noch seltener auslösend für die Magersucht. 25 % gaben an, daß sie vor den ersten Problemen Schwierigkeiten mit den Geschwistern hatten. Wobei hier interessant ist, daß „Magersüchtige" nur zu 17 % Schwierigkeiten mit Geschwistern hatten, im Gegensatz zu „Normalgewichtigen" mit 33 %. Die Zahlen, die die Situation direkt vor einer Heißhungerattacke betrafen, waren entsprechend. Tendentiell kann hier gesagt werden, daß Schwierigkeiten mit Geschwistern nicht als auslösend empfunden wurden.

Auch Schwierigkeiten mit Freunden wurden zum größten Teil nicht als Auslöser für die Magersucht empfunden. 31 % gaben an, daß die Situation vor der ersten Problematik von Schwierigkeiten mit Freunden geprägt war. Direkt vor einer Heißhungerattacke wurde von 37 % der Befragten als Auslöser Schwierigkeiten mit Freunden genannt.

Der Bruch einer guten Partnerschaft wurde selten angeführt. Nur 19 % der „Eß-gestörten" sagten, daß vor den ersten Eßproblemen eine gute Partnerschaft zerbrach. Heißhungerattacken wurden noch weniger dadurch ausgelöst (16 %).

Da war es schon etwas häufiger der Fall, daß die Entsprechenden gar keinen Partner hatten und sich minderwertig fühlten. So betitelten zumindestens 34 % der „Eßgestörten" die Situation vor der ersten Problematik, sowie direkt vor einer Heißhungerattacke (35 %).

Zusammenfassend kann zu den zwischenmenschlichen Beziehungen als Auslöser gesagt werden, daß diese tendentiell weniger als Impuls zur Magersucht oder zu einem Heißhungeranfall zu verstehen sind.

Negative Gefühlszustände

Depressionen waren zu 50 % für die Situation vor den ersten Problemen prägend. Eine Heißhungerattacke wird noch etwas häufiger durch Depressionen ausgelöst. Hier sagten 69 % der „Eßgestörten", daß sie direkt vor einem Heißhungeranfall Depressionen hätten.

Häufiger gaben die „Eßgestörten" auch an, daß sie vor den ersten Problemen mit der Magersucht Angst gehabt hätten. 59 % machten diese Aussage. Es wurden folgende Ängste genannt: Angst vor Versagen (15 % der genannten Ängste), Angst vor dem Leben (12 %), Angst vor der Schule (9 %), Angst vor der Zukunft (9 %), Angst allein gelassen zu werden, Angst vor Menschen, Angst vor Überforderung, Angst vor Ablehnung usw. Gleicherweise wurde von 59 % die Angst direkt vor einem Eßanfall genannt. Es treten folgende Ängste auf (z.T. identisch): Angst vor Versagen (24 % der genannten Ängste), Angst vor dem Leben (10 %), Angst alleingelassen zu werden (8 %), Angst vor der Schule (8 %), Angst vor Ablehnung (8 %), Angst vor Überforderung, Angst vorm Dickwerden usw.

Die Einsamkeit wurde am häufigsten als Auslöser genannt. 76 % der „Eßgestörten" sagten, daß sie vor den ersten Problemen oft sehr allein waren und sich einsam gefühlt hätten. Heißhungeranfälle werden noch öfter von Einsamkeit ausgelöst. 84 % der „Eßgestörten" meinten, daß sie direkt vor einer Heißhungerattacke sehr oft allein seien und sich einsam fühlten.

5. ANSÄTZE ZU EINER VERÄNDERUNG DES SOZIALEN UMFELDES UND EINER BEWÄLTIGUNG DER MAGERSUCHT

Die zuvor dargestellten Ergebnisse machen deutlich, daß einige Faktoren wesentlich zur Magersucht beitragen. An dieser Stelle soll der Frage nachgegangen werden, ob einige Faktoren eliminiert oder variiert werden können, so daß erstens Magersucht nicht mehr so häufig auftritt und zweitens, daß Magersüchtigen geholfen werden kann.

Wenn hier davon gesprochen wird, einige Faktoren zu verändern, soll dadurch keineswegs die Bedeutung der Eigenverantwortlichkeit von Magersüchtigen abgewertet werden. Für eine Bewältigung der Magersucht ist einer der wesentlichsten Schritte, daß die Betroffene selbst erkennt und akzeptiert, daß sie magersüchtig ist, und daß sie bereit ist, selber (mit der Hilfe einer/eines TherapeutIn) aus der Magersucht herauszukommen. Da diese Arbeit aber das soziale Umfeld zum Thema hat, sollen Ansätze zur Veränderung und Bewältigung formuliert werden. Dabei ist noch einmal zu betonen, daß alle folgenden Ausführungen nur Denkanstöße sein können. Sie sollen einen Impuls geben, sich intensiver mit der Frage auseinanderzusetzen, welche Maßnahmen im sozialen Umfeld zur Prophylaxe und auch zur Bewältigung der Magersucht getroffen werden könnten.

Gesellschaftlicher Bereich

Zuerst sollen einige Faktoren rezensiert werden, bei welchen eine Veränderung im gesellschaftlichen Bereich ansetzt.

82 % der Magersüchtigen hatten Abitur bzw. einen Hochschulabschluß oder strebten derartiges an. Daraus kann man natürlich auf keinen Fall die Schlußfolgerung ziehen, Mädchen sollten keine gute Schulbildung bekommen. Es ist eher zu fragen, was mit dieser Schulbildung in Verbindung steht. Ist es die Problematik, daß diese intelligenten jungen Frauen ihrer Schulbildung nach, gerne Karriere machen würden, dieses Frauenbild von der

Gesellschaft aber einfach nicht entsprechend gefördert wird? Geraten junge Frauen dadurch in einen Konflikt zwischen Idealfrau und Karrierefrau? Versuchen sie sich mit Hilfe der Magersucht aus diesem Konflikt zu ziehen? – An diesem Punkt könnten prophylaktische Maßnahmen ansetzen. Junge Frauen würden vielleicht nicht so sehr in diesen Konflikt geraten, wenn eine entsprechende Berufsausbildungsberatung ausgebaut würde, in welcher auch auf die Problematik Familie und Beruf eingegangen würde. Wichtig ist aber auch, daß im Berufsleben etwas getan wird, um es Frauen einfacher, zu machen Beruf und Haushalt zu vereinen. Die Möglichkeit, Arbeitsstellen grundsätzlich auch teilen zu können, weist positiv in diese Richtung. Ein anderer Gedanke, der in Verbindung mit einer hohen Schulbildung stehen könnte, ist, daß Mädchen sich bzgl. ihrer Leistung zu sehr unter Druck setzen und diesem Druck nicht mehr standhalten können. Diesen Gedanken stützen auch die Angaben der Magersüchtigen über ihre Ängste. Es wurde z.B. die Angst vor der Schule, Angst vor Versagen oder Angst vor Überforderung genannt, um die Situation kurz vor der ersten Magersuchtsproblematik zu beschreiben. Hilfreich könnte es zur Prophylaxe sein, an Schulen eine Art psychologischer Beratungsstellen einzurichten. An Universitäten wird diese Aufgabe schon größtenteils von den psychologischen Instituten wahrgenommen. Wenn in Schulen dieser Dienst auch in dem Umfang wie an Universitäten nicht ausgebaut werden kann, so wäre eine Einstellung von Lehrkräften (pro Schule 1-2), die psychologisch bzw. psychotherapeutisch ausgebildet sind, sicher eine Hilfe. Diese müßten aber speziell für einige Stunden pro Woche für diesen Dienst freigestellt werden. Für die SchülerInnen, die z.B. starke Ängste oder Probleme haben, könnte dies eine Hilfestellung sein und verhindern, daß sie ihre Probleme über Magersucht abreagieren.

Weitere Faktoren im gesellschaftlichen Bereich können ursächlich für Magersucht sein. So wird die Verknüpfung von Körpereigenschaften und persönlichem (Miß-)erfolg in unserer Gesellschaft propagiert. Dies kann, ebenso wie die Bewunderung von freiwilligem Verzicht, ursächlich für Magersucht sein. Diese Vorstellungen werden vor allem über die Medien verbreitet und durch Werbung verstärkt. Um einen Gegenpol zu diesen Vorstellungen zu bilden, sollte gezielt eine andersgewichtige Meinungsbildung in den Medien betrieben werden. Es könnten (zum Beispiel als „gesundheitliche Aufklärung") Spielfilme gezeigt werden, in denen dicke Leute Erfolg haben und die Starrolle bekommen. Oder könnte nicht auch Werbung als „unlauter" verboten werden, in denen stark untergewichtige Mannequins die erfolgreichen „Superfrauen" sind?

Familiärer Bereich

Ein Faktor im familiären Bereich, der die Magersucht hervorrufen könnte, gehört z.T. auch noch in den gesellschaftlichen Bereich. Es ist nämlich tendentiell festzustellen, daß Magersüchtige öfter in Kleinfamilien mit wenigen Geschwistern aufwuchsen. Die Tendenz in unserer Gesellschaft geht aber immer mehr hin zur Familie mit einem oder höchstens zwei Kindern. Eine Förderung und Stützung von kinderreichen Familien könnte diese Tendenz vielleicht ein wenig verändern und prophylaktisch gegen magersüchtige Tendenzen wirken.

Weiterhin wurde durch die Ergebnisse deutlich, daß in Familien, in denen alle Probleme und Streitigkeiten totgeschwiegen werden, Magersucht vermehrt auftritt. Als Tip und Maßnahme kann daher empfohlen werden, grundsätzlich offen über Probleme zu reden, und zwar solange, bis beide Parteien zu dem Schluß gelangen, daß genügend darüber diskutiert wurde. Denn wenn eine Partei die andere schwächerere Partei „abwürgt", also gezwungenermaßen zum Schweigen bringt, kann das negative Auswirkungen haben. Eine offene Atmosphäre wirkt sicher auch auf andere Faktoren im familiären Bereich positiv. Es wurde zum Beispiel deutlich, daß Kinder, die sich verpflichtet fühlen die Familienharmonie zu erhalten, häufiger an Magersucht erkranken. Wenn offen über alle Probleme geredet wird, besteht die Möglichkeit, die Verantwortung für den Familienfrieden gerechter zu verteilen. Überdies wurde in den Ergebnissen sichtbar, daß Magersucht auch unbewußt genutzt wird, um Macht auszuüben. In einer Familie, in welcher die Möglichkeit besteht über alle Probleme offen zu reden, ist es nicht mehr nötig, Macht über Magersucht auszuüben. Die eigenen Wünsche können direkt angebracht werden. Natürlich sind mit der Bereitschaft zu reden nicht alle Probleme beseitigt, aber sie entsprechend anzugehen, wird dadurch eher möglich.

Weitere gedankliche Ansätze

Deutlich wurde auch, daß es Magersüchtigen an der nötigen Autonomie mangelt, und daß sie vielleicht über die Magersucht versuchen diese Autonomie zu erlangen. Zu diesem Faktor und den folgenden sollen einige Denkanstöße gegeben werden, um das Problem Magersucht zu bewältigen. Es könnte der Magersüchtigen helfen, wenn Maßnahmen ergriffen werden, ihr Selbstwertgefühl zu stärken. Sie sollte ermuntert werden, sich nicht mehr zurückzuziehen und zu resignieren, sondern das durchzusetzen, was sie für richtig hält. Dazu müßte ihr allerdings Hilfestellung gegeben werden, indem sie die jeweiligen Situationen erst einmal durchsprechen kann und sie schon im voraus in ihren Gedanken bestätigt wird. Wenn sie dann erreicht hat, was sie sich vorgenommen hatte, wäre es sehr positiv, sie noch öfter an ihre Erfolge zu erinnern. Erfolge werden nämlich sehr schnell wieder vergessen. – Sicher gibt es noch mehr Möglichkeiten, um das Selbstwertgefühl zu steigern. Die Magersüchtige könnte z.B. animiert werden, neue Möglichkeiten der Freizeitgestaltung zu finden. Dazu können durchaus zu Beginn Anregungen gegeben werden. Auch wenn die Magersüchtige zuerst selbst keine Kraft dazu aufbringen kann, sollte man sie dazu weiter anspornen, bei ersten Frustgefühlen etwas Neues zu beginnen. Später zahlt sich das aus, indem sich ein Gefühl der eigenen „Leistungen" und Möglichkeiten entwickelt, das dann wiederum das Selbstwertgefühl stärkt und ihr auch Anerkennung bringen kann. Als auslösende Faktoren wurden in starkem Maße negative Gefühle wie Depressionen, Angst oder Einsamkeit genannt. Auch diese können durch neue Möglichkeiten der Freizeitgestaltung und durch Kontakt mit anderen gemindert werden. Eine Hilfe wird es auch sein, wenn sie aus ihrer Isolation herausgeführt wird. Da ihre Gedanken sich meistens nur noch um Essen und Gewicht drehen, ist sie oft nicht mehr in der Lage,

Kontakte aufrechtzuerhalten und noch weniger, Kontakte selbst zu knüpfen. Sie sollte aber trotzdem immer wieder dazu ermuntert werden.

Eine Gelegenheit, Kontakte zu anderen zu bekommen und gleichzeitig die Problematik der Magersucht aufzuarbeiten, sind Selbsthilfegruppen. Dort treffen sich Menschen mit ähnlichen Problemen, tauschen Informationen aus und diskutieren über ihre Erfahrungen. Die Betroffenen finden dort einen geschützten Rahmen, um voneinander zu lernen, um Offenheit gegenüber sich selbst, den eigenen Problemen und gegenüber anderen zu üben. Hier können sie neue Möglichkeiten ausprobieren, mit anderen in Beziehung zu treten. Von Bedeutung ist allerdings, daß eine Leitung von zwei psychisch feststehenden Teilnehmerinnen vorhanden ist, daß konkrete Ziele gesetzt werden, und daß die Teilnehmerinnen sich zu absoluter Ehrlichkeit verpflichten. Denn Magersüchtige neigen sehr stark dazu, sich mit anderen zu vergleichen. In einer Selbsthilfegruppe besteht die Gefahr, daß die Teilnehmerinnen sich im Abnehmen noch gegenseitig übertrumpfen wollen. Durch konkrete Zielsetzung und erfahrene Leitung kann dem aber begegnet werden. Selbsthilfegruppen, sowie alle anderen Maßnahmen sind allerdings kein Ersatz für eine medizinische oder psychotherapeutische Behandlung. Wo eine solche Behandlung notwendig ist, sollte immer dazu motiviert werden und der Magersüchtigen die Möglichkeit aufgezeigt werden, sie in Anspruch zu nehmen!

92

ANHANG A: FRAGEBOGEN AN MAGERSÜCHTIGE

Fragebogen für eine Diplomarbeit mit dem Thema :
„Magersucht und das soziale Umfeld"
..... Ansprache an Befragte ......
Erst einmal ein paar Fragen zur Person:
Bitte kreuzen Sie bei den nachstehenden Fragen immer die entsprechenden Kästchen an!

1) Kreuzen Sie bitte Ihr Geschlecht an!
Weiblich ○   Männlich ○

2) Wie alt sind Sie? (*Geben Sie Ihr Alter in Jahren an*)..

3) Wo wohnen Sie ?
- ländliche Gegend (Dorf)   ○
- Stadt bis zu 20.000 Einwohnern   ○
- Stadt bis zu 200.000 Einwohnern   ○
- Großstadt   ○

4) Wieviel Geschwister haben Sie? (*Tragen Sie die Zahl ein*).............................

5) Hat noch jemand mit in Ihrer Familie gewohnt (Großeltern etc.)?
(*Es kann auch mehreres angekreuzt werden*)
niemand ○   Großmutter ○   Großvater ○
andere Verwandte ○   oder?......................................(*bitte eintragen wer*)

6) Wie oder wo ist Ihr Vater tätig? (*Bitte das Entsprechende ankreuzen. Wenn der Vater Hausmann oder Rentner ist, bitte zusätzlich ankreuzen, was er vorher war*)
Selbständiger ○   Arbeiter ○   Angestellter   ○
Beamter   ○   Rentner ○   Hausmann/ Hausfrau ○

7) Wie oder wo ist Ihre Mutter tätig? (*Bitte das Entsprechende ankreuzen. Wenn die Mutter Hausfrau oder Rentnerin ist, bitte auch noch zusätzlich ankreuzen, was sie vorher war*)
Selbständige ○   Arbeiterin ○   Angestellte ○
Beamte   ○   Rentnerin ○   Hausfrau   ○

8) Welchen Schulabschluß ....   haben Sie?   oder streben Sie an?

	haben Sie?	oder streben Sie an?
- Hauptschulabschluß	O	O
- Mittlere Reife	O	O
- Abitur	O	O
- Fachabitur	O	O
- Hochschulstudium	O	O
- Andere	O	O

- Waren/Sind Sie in einem Internat?   war O   bin O

9) Welchen Beruf ...   haben Sie?   oder streben Sie an?

    (Bitte tragen Sie das Entsprechende ein) ....

....

10) Wohnen Sie in Ihrer Ausbildungszeit zu Hause bei den Eltern, bzw. wenn diese schon vorbei ist - haben Sie bei den Eltern gewohnt?

ja O   nein O

11) Wie alt waren Sie oder werden Sie voraussichtlich sein, als/wenn die gesamte Ausbildung beendet war/ist? *(Tragen Sie bitte das Alter in Jahren ein)*

....

12) Können Sie eine Verbindung sehen zwischen Ihren Eßproblemen und einem eventuellen Auszug von zu Hause?

ja O   vielleicht O   nein O

13) Wenn Sie diese Frage nicht beantworten wollen, lassen Sie sie aus.

    Wieviel wiegen Sie? ....kg

    Wie groß sind Sie? ....cm

<u>Nun kommen noch einige Fragen nach Ihrer Meinung bzw. Ihrem Verhalten:</u>

14) Welche Körpereigenschaften würden Sie einer Frau zuweisen, die z.B. Geschäftsleiterin bei einer großen Computerfirma ist?

    - 1.70 m bis 1.80 m groß und ca. 60 kg schwer   O

    - 1.55 m bis 1.65 m groß und ca. 80 kg schwer   O

15) Welche Körpereigenschaften würden Sie einer Frau zuweisen, die z.B. in einer Fabrik am Fließband arbeitet oder als Aushilfe in einer Großküche?

- 1.70 m bis 1.80 m groß und ca. 60 kg schwer   ○
- 1.55 m bis 1.65 m groß und ca. 80 kg schwer   ○

16) In welcher Situation würden Sie sich am ehesten wiederfinden? In der Schule wird über eine Klassenfahrt abgestimmt. Der ausgewählte Ort gefällt Ihnen überhaupt nicht.

- Sie stimmen lautstark dagegen, obwohl Sie nicht wissen   ○
  ob Sie jemanden auf Ihrer Seite haben werden
- Sie sagen nichts, weil Ihnen das einfach zu peinlich ist so   ○
  einen Aufstand zu machen
- Ich weiß nicht, was ich machen würde   ○

17) Manchmal wissen Sie echt nicht, was Sie eigentlich möchten: Sie wünschen sich von allen anderen umsorgt zu werden, daß sich alle sehr um Sie kümmern - aber auf der anderen Seite möchten Sie in dieser Welt ganz alleine zurechtkommen.

stimmt ○   stimmt nicht ○

18) Wenn beim Essengehen Ihre Freunde richtig zuschlagen und Sie sich mit einem grünen Salat und Mineralwasser zufriedengeben, dann werden Sie von manchen dafür bewundert.

stimmt ○   stimmt nicht ○

19) Kreuzen Sie bitte an, inwieweit der folgende Sachverhalt bei Ihnen zutreffen könnte:
- Wenn andere gemein zu Ihnen sind, dann "rächen" Sie sich, indem Sie nichts essen
  (oder essen und es anschließend wieder erbrechen).

nie ○   selten ○   manchmal ○   häufig ○   immer ○

20) Wenn Sie es schaffen, Ihr abendliches Joggingpensum (auch etwas anderes einsetzbar) durchzuziehen, während andere bequem vor der „Glotze" sitzen, finden die anderen das auch irgendwie bewundernswert.

stimmt ○   stimmt nicht ○

21) Kreuzen Sie bitte an, inwieweit der folgende Sachverhalt bei Ihnen zutreffen könnte: - Wenn Sie sich auch sonst sehr machtlos vorkommen, so haben Sie wenigstens beim Hungern (oder Erbrechen) das Gefühl, ein Stück Macht zu erlangen.

nie ○   selten ○   manchmal ○   häufig ○   immer ○

96

22) Wenn die Waage morgens etwas weniger anzeigt als am Tag zuvor, fühlen Sie sich stark und leistungsfähig.
stimmt O   stimmt nicht O

23) Wenn Sie etwas Tolles geleistet haben, erwarten Sie keinerlei Anerkennung von andern; Sie wissen ja wer Sie sind, und daß sie was können.
stimmt O   stimmt nicht O

24) Ihre Mutter/ Ihr Vater hat Sie in viele eigene Probleme eingeweiht.
ja O   Nein O
Wenn ja:
Sie waren oft die Vertraute Ihrer Mutter   O
Sie waren oft die Vertraute Ihres Vaters   O

25) Welche Reaktion auf eine depressive Stimmung erscheint Ihnen einfacher?
- genau zu analysieren, was diese Stimmung ausgelöst hat,   O
  um daran was zu ändern
- zu hungern (oder zu essen und zu erbrechen) um damit   O
  die depressive Stimmung zu verjagen

26) Sie fühlen sich oft schuldig an kleineren (oder auch größeren) Problemen in Ihrer Familie
stimmt O   stimmt nicht O

27) Sie meinen manchmal, es würde von Ihnen erwartet Ihren Eltern immer gute Gefühle zu verschaffen.
stimmt O   stimmt nicht O

28) Sie haben (hatten) oft das Gefühl zwischen Ihren Eltern zu stehen.
stimmt O   stimmt nicht O

29) Sie können sehr oft die Gedanken Ihrer Mutter erraten und diese ebenso Ihre Gedanken.
stimmt O   stimmt nicht O

30) Bei Ihnen in der Familie war eigentlich immer alles in Ordnung. Bis auf Ihre Eßprobleme jetzt hat es nie irgendwelchen Ärger gegeben.
stimmt O   stimmt nicht O

31) Wenn Sie von der Arbeit oder Schule nach Hause kommen (oder kamen), müssen (mußten) Sie alle Erlebnisse erstmal mit Ihrer Mutter "bequatschen".
stimmt ○   stimmt nicht ○

32) Wenn Ihre Eltern in irgend einer Sache eine bestimmte Meinung hatten, dann war es sehr schwierig eine eigene, andere Ansicht zu vertreten.
stimmt ○   stimmt nicht ○

33) Ihr(e) Vater/Mutter mögen keine Streitigkeiten. Es wird bei Ihnen lieber etwas totge-schwiegen als offen ausgetragen.
stimmt ○   stimmt nicht ○

34) Wenn Ihre Eltern Probleme hatten, haben sie Sie das nie spüren lassen.
stimmt ○   stimmt nicht ○

35) Ihre Eltern bezeichnen Sie als sehr konservativ, wobei Sie empfinden, daß diese auch kaum bereit sind, an ihrer Haltung etwas zu ändern.
stimmt ○   stimmt nicht ○

36) Manchmal denken Sie, daß Hungern das einzige ist, was Sie wirklich selbst in der Hand haben und das Essen (oder Nichtessen) das einzige ist, worüber Sie zu bestimmen haben.
stimmt ○   stimmt nicht ○

37) Wenn Sie total gefrustet sind, können Sie sich dadurch ein wenig aufmuntern, wenn Sie etwas abgenommen haben und sich diese Leistung vor Augen halten.
stimmt ○   stimmt nicht ○

38) Wenn jemand aus Ihrer Familie gemein zu Ihnen ist, wie würden Sie instinktiv eher reagieren?
- Sie setzen demjenigen genau auseinander, was Sie   ○
  an seiner/ihrer Handlung gemein finden.
- Sie denken: so eine Gemeinheit und essen zum Abendessen   ○
  auf jeden Fall gar nichts mehr, dann wird er/ sie es schon merken

39) Wenn Sie mit einer "Freßorgie" oder dem "totalen Sportprogramm" oder dem "Genießen des Hungergefühls" in Ihrem Magen beschäftigt sind, dann können Sie allen Frust vergessen.
stimmt ○   stimmt nicht ○

40) Bei dieser Frage bitte höchstens 5 Sekunden überlegen !

Gibt es etwas, daß Sie unbedingt gerne einmal machen würden?

(und nicht, was andere von Ihnen erwarten) (bitte das Entsprechende eintragen)

....

weiß nicht O

41) In welcher Situation würden Sie sich am ehesten wiederfinden?

Die Wohnung zu Hause muß notwendig renoviert werden. Ihre Eltern (Ihr Mann oder Freund) wollen dazu Handwerker kommen lassen. Sie würden es lieber selber machen, obwohl Sie nicht viel Erfahrung darin haben.

- Sie würden denken: dann sollen halt die Handwerker kommen. O

  Das ist dann ihr/sein Problem.

- Sie würden es durchsetzen, es selbst zu machen O

- Sie wissen nicht, was Sie tun würden. O

42) Sie sehnen sich sehr nach etwas Anerkennung von andern. Sehr oft fühlen Sie sich von aller Welt abgelehnt und unnütz.

stimmt O   stimmt nicht O

43) Sie lieben Ihre Mutter und können sich ein Leben ohne sie gar nicht so gut vorstellen.

stimmt O   stimmt nicht O

44) (*Bitte tragen Sie die entsprechende Anzahl ein*)

Ich habe .... sehr gute Freunde/ Freundinnen

Mit.................................. von diesen könnte ich über alle meine Probleme reden.

45) Wie würden Sie die Situation kurz vor den ersten Problemen mit Essen /Nichtessen beurteilen? (*Es kann auch mehreres angekreuzt werden*)

- Sie hatten Schwierigkeiten mit Ihren Eltern   O

- Sie hatten Schwierigkeiten mit Geschwistern   O

- Sie hatten Schwierigkeiten mit Freunden   O

- Eine gute Partnerschaft war gerade in die Brüche gegangen   O

- Sie hatten gar keinen Partner und haben sich daher schon fast minderwertig gefühlt   O

- Sie waren oft sehr depressiv   O

- Sie hatten Angst   O

  Wenn Sie Angst hatten, weshalb? (*Bitte eintragen*)..

- Sie waren oft sehr allein und haben sich einsam gefühlt   O

46) Wenn Sie auch Probleme mit Eßanfällen haben, wie würden Sie die Situation kurz vor einem solchen Anfall einstufen? (*Es kann auch mehreres angekreuzt werden*)

- Sie hatten Schwierigkeiten mit Ihren Eltern   ○
- Sie hatten Schwierigkeiten mit Geschwistern   ○
- Sie hatten Schwierigkeiten mit Freunden   ○
- Eine gute Partnerschaft war gerade in die Brüche gegangen   ○
- Sie hatten gar keinen Partner und haben sich daher schon fast minderwertig gefühlt   ○
- Sie waren oft sehr depressiv   ○
- Sie hatten Angst   ○
    Wenn Sie Angst hatten, weshalb? (*Bitte eintragen*)...
- Sie waren oft sehr allein und haben sich einsam gefühlt   ○

<u>Zwischendurch eingeschoben noch ein paar Fragen konkret zur Eßproblematik und Körperbefinden:</u>

47) Wie stark würden Sie Ihren Gewichtsverlust einschätzen?
- kein Gewichtsverlust   ○
- bis 10 % Gewichtsverlust   ○
- bis 20 % Gewichtsverlust   ○
- bis 30 % Gewichtsverlust   ○

48) Benutzen Sie auch Abführtabletten um Gewicht zu kontrollieren?
ja ○   nein ○

49) Ist Ihre Menstruation regelmäßig?
ja ○   nein ○

50) Wieviel Sport treiben Sie am Tag?
- gar keinen   ○
- weniger als eine Stunde   ○
- 1 bis 2 Stunden   ○
- 2 bis 3 Stunden   ○
- mehr als drei Stunden   ○

51) Haben Sie Heißhungerattacken, bei denen Sie mehr als 2000 Kalorien zu sich nehmen?
ja ○   nein ○

52) Können Sie sich nach Heißhungerattacken erlösen, indem Sie das Gegessene wieder erbrechen?
ja ○   nein ○

53) Wie oft passiert Ihnen so etwas in der Woche? (*Einfach die Zahl bitte eintragen*)
....

54) Wie schätzen Sie Ihren Gewichtsverlust ein?
eher positiv O   eher negativ O

55) Erst mit einem leichten Hungergefühl in der Magengegend fühlen Sie sich richtig in Form.
stimmt O   stimmt nicht O

56) Wie wichtig finden Sie folgende Punkte?
(*Bitte die entsprechende Zahl hinter jedem Satz eintragen:*
1=sehr wichtig, 2=nicht ganz so wichtig, 3= weniger wichtig, 4=unwichtig, 5=total unwichtig)
- immer sehr gute Noten in der Schule haben ....
- später einen Beruf haben, wobei man gut verdient ....
- möglichst bald ein eigenes Auto zu fahren ....
- immer modern gekleidet zu sein ....
- Kinder und einen lieben Partner zu haben ....
- neben Haushaltsführung noch berufstätig zu sein ....

ANHANG B: ÜBERSICHT DER ERGEBNISSE

Definitionen:

„Gesunde" = Befragte der Kontrollgruppe

„Eßgestörte" = Befragte mit Eßproblemen

„Magersüchtige" = „Eßgestörte" mit einem Untergewicht von mind. 15 % unter
Broca-Normal

„Normalgewichtige" = „Eßgestörte" mit höchstens 15 % Untergewicht

Prozentangaben grundsätzlich gerundet !

Fragen zur Diagnose

Durchschnittl. Körpergröße, Körpergewicht, BMI, Untergewicht

	Körpergröße	Gewicht	BMI	Untergewicht
„Gesunde"	1,67 m	60, 8 kg	21, 7	---
„Eßgestörte"	1,67 m	51, 7 kg	18, 5	14,1 %
„Magersüchtige"	1,67 m	43, 9 kg	15, 5	28,1 %
„Normalgewichtige"	1,66 m	59, 5 kg	22, 1	0,2 %

Einschätzung des persönlichen Gewichtsverlustes

	„Gesunde"	„Eßgestörte"	„Magersüchtige"	„Normal-gewichtige"
Kein Gewichtsverlust	---	19 %	9 %	30 %
bis 10 %	---	19 %	8 %	32 %
bis 20 %	---	30 %	35 %	23 %
bis 30 %	---	32 %	48 %	15 %

Beurteilung des Gewichtsverlustes

	„Gesunde"	„Eßgestörte"	„Magersüchtige"	„Normalgewichtige"
eher positiv	---	64 %	55 %	73 %
eher negativ	---	36 %	45 %	27 %

Regelmäßigkeit der Menstruation

	„Gesunde"	„Eßgestörte"	„Magersüchtige"	„Normalgewichtige"
regelmäßig	---	30 %	17 %	43 %
nicht regelmäßig	---	70 %	83 %	57 %

Sportliche Aktivität

	„Gesunde"	„Eßgestörte"	„Magersüchtige"	„Normalgewichtige"
gar keinen	31 %	22 %	18 %	26 %
weniger als 1 h	40 %	52 %	47 %	57 %
1-2 h	21 %	17 %	22 %	13 %
2-3 h	5 %	5 %	9 %	0 %
mehr als 3 h	3 %	4 %	4 %	4 %

Heißhungerattacken

	„Gesunde"	„Eßgestörte"	„Magersüchtige"	„Normalgewichtige"
ja	---	63 %	41 %	86 %
nein	---	37 %	59 %	14 %

Erbrechen nach Heißhungerattacken

	„Gesunde"	„Eßgestörte"	„Magersüchtige"	„Normalgewichtige"
ja	---	48 %	36 %	61 %
nein	---	52 %	64 %	39 %

Häufigkeit der Eßanfälle mit Erbrechen

	„Gesunde"	„Eßgestörte"	„Magersüchtige"	„Normalgewichtige"
bis 5	---	53 %	62 %	49 %
bis 10	---	22 %	9 %	28 %
bis 15	---	10 %	5 %	13 %
bis 20	---	8 %	14 %	5 %
bis 30	---	2 %	0 %	3 %
bis 40	---	2 %	5 %	0 %
bis 50	---	0 %	0 %	0 %
bis 60	---	3 %	5 %	2 %

Benutzung von Abführtabletten, um Gewicht zu regulieren

	„Gesunde"	„Eßgestörte"	„Magersüchtige"	„Normalgewichtige"
ja	---	29 %	25 %	33 %
nein	---	71 %	75 %	67 %

Gesellschaftlicher Bereich

Geschlecht

	„Gesunde"	„Eßgestörte"	„Magersüchtige"	„Normalgewichtige"
weiblich	97 %	99 %	100 %	98 %
männlich	3 %	1 %	0 %	2 %

Alter

	„Gesunde"	„Eßgestörte"	„Magersüchtige"	„Normalgewichtige"
durchschnittl.	19,4	26,3	25,3	27,2
10-14	0 %	2 %	3 %	0 %
15-19	74 %	15 %	20 %	14 %
20-24	24 %	26 %	20 %	31 %
25-29	3 %	26 %	28 %	23 %
30-34	3 %	18 %	20 %	16 %
35-39	0 %	9 %	7 %	11 %
40 und älter	0 %	4 %	2 %	5 %

Tätigkeit des Vaters

	„Gesunde"	„Eßgestörte"	„Magersüchtige"	„Normalgewichtige"
Arbeiter	42 %	23 %	21 %	25 %
Selbständiger	9 %	16 %	21 %	11 %
Angestellter	34 %	31 %	23 %	39 %
Beamter	8 %	27 %	34 %	20 %
Rentner	6 %	1 %	2 %	0 %
Hausmann	1 %	1 %	0 %	2 %
				(+3% ohne Vater)

Tätigkeit der Mutter

	„Gesunde"	„Eßgestörte"	„Magersüchtige"	„Normalgewichtige"
Arbeiterin	15 %	11 %	9 %	13 %
Selbständige	4 %	6 %	9 %	4 %
Angestellte	43 %	45 %	53 %	38 %
Beamtin	6 %	4 %	5 %	2 %
Rentnerin	1 %	1 %	0 %	2 %
„nur" Hausfrau	31 %	33 %	24 %	43 %
Hausfrau + obengenannter Beruf	23 %	23 %	29 %	16 %

Jetziger Schulabschluß

	„Gesunde"	„Eßgestörte"	„Magersüchtige"	„Normal-gewichtige"
keine Angabe	3 %	10 %	14 %	5 %
Hauptschulabschluß	35 %	7 %	7 %	7 %
mittlere Reife	59 %	33 %	34 %	32 %
Abitur	2 %	36 %	34 %	38 %
Fachabitur	1 %	7 %	4 %	11 %
Hochschulabschluß	0 %	7 %	7 %	7 %

Angestrebter Schulabschluß

	„Gesunde"	„Eßgestörte"	„Magersüchtige"	„Normal-gewichtige"
keine Angabe	53 %	64 %	59 %	69 %
Hauptschulabschluß	1 %	0 %	0 %	0 %
mittlere Reife	27 %	2 %	3 %	0 %
Abitur	6 %	8 %	11 %	5 %
Fachabitur	8 %	3 %	4 %	2 %
Hochschulabschluß	5 %	21 %	23 %	20 %
andere	0 %	2 %	0 %	4 %

Bedeutung: gute Noten

	„Gesunde"	„Eßgestörte"	„Magersüchtige"	„Normalgewichtige"
durchschnittl.	1,72	1,80	1,82	1,78
sehr wichtig	39 %	48 %	48 %	47 %
nicht ganz so wichtig	51 %	32 %	29 %	36 %
weniger wichtig	9 %	13 %	18 %	9 %
unwichtig	1 %	5 %	3 %	6 %
total unwichtig	0 %	2 %	2 %	2 %

Bedeutung: Beruf, bei dem man gut verdient

	„Gesunde"	„Eßgestörte"	„Magersüchtige"	„Normalgewichtige"
durchschnittl.	1,71	1,91	1,82	2,0
sehr wichtig	48 %	43 %	45 %	40 %
nicht ganz so wichtig	35 %	33 %	35 %	31 %
weniger wichtig	14 %	16 %	13 %	20 %
unwichtig	3 %	7 %	7 %	7 %
total unwichtig	0 %	1 %	0 %	2 %

Bedeutung: eigenes Auto

	„Gesunde"	„Eßgestörte"	„Magersüchtige"	„Normalgewichtige"
durchschnittl.	2,62	2,96	2,89	3,04
sehr wichtig	22 %	19 %	21 %	17 %
nicht ganz so wichtig	29 %	20 %	24 %	17 %
weniger wichtig	24 %	27 %	22 %	31 %
unwichtig	15 %	15 %	13 %	17 %
total unwichtig	10 %	19 %	20 %	18 %

Bedeutung: modern gekleidet

	„Gesunde"	„Eßgestörte"	„Magersüchtige"	„Normalgewichtige"
durchschnittl.	2,68	2,75	2,77	2,72
sehr wichtig	10 %	18 %	18 %	18 %
nicht ganz so wichtig	35 %	28 %	30 %	26 %
weniger wichtig	37 %	27 %	25 %	30 %
unwichtig	12 %	14 %	11 %	17 %
total unwichtig	6 %	13 %	16 %	9 %

Bedeutung: Kind und lieben Partner haben

	„Gesunde"	„Eßgestörte"	„Magersüchtige"	„Normalgewichtige"
durchschnittl.	1,36	1,66	1,63	1,70
sehr wichtig	76 %	64 %	68 %	61 %
nicht ganz so wichtig	15 %	19 %	16 %	21 %
weniger wichtig	7 %	7 %	5 %	9 %
unwichtig	1 %	6 %	7 %	5 %
total unwichtig	1 %	4 %	4 %	4 %

Bedeutung: Hausfrau und Beruf

	„Gesunde"	„Eßgestörte"	„Magersüchtige"	„Normalgewichtige"
durchschnittl.	2,35	1,88	1,71	2,04
sehr wichtig	34 %	45 %	50 %	40 %
nicht ganz so wichtig	30 %	32 %	32 %	31 %
weniger wichtig	16 %	16 %	16 %	16 %
unwichtig	7 %	4 %	0 %	9 %
total unwichtig	13 %	3 %	2 %	4 %

Wohnort

	„Gesunde"	„Eßgestörte"	„Magersüchtige"	„Normalgewichtige"
ländliche Gegend	25 %	33 %	29 %	36 %
bis 20.000 Einwohner	23 %	12 %	11 %	13 %
bis 200.000 Einwohner	40 %	29 %	38 %	20 %
Großstadt	12 %	26 %	22 %	31 %

Körpereigenschaften einer Geschäftsleiterin

	„Gesunde"	„Eßgestörte"	„Magersüchtige"	„Normalgewichtige"
groß + schlank	90 %	99 %	98 %	100 %
klein + dick	7 %	1 %	2 %	0 %
beides	3 %	0 %	0 %	0 %

Körpereigenschaften einer Hilfskraft

	„Gesunde"	„Eßgestörte"	„Magersüchtige"	„Normalgewichtige"
groß + schlank	26 %	12 %	12 %	11 %
klein + dick	68 %	88 %	88 %	89 %
beides	6 %	0 %	0 %	0 %

Für Zurückhaltung beim Essen: Bewunderung

	„Gesunde"	„Eßgestörte"	„Magersüchtige"	„Normalgewichtige"
ja	28 %	44 %	47 %	41 %
nein	72 %	56 %	53 %	59 %

Bewunderung für Joggingpensum

	„Gesunde"	„Eßgestörte"	„Magersüchtige"	„Normalgewichtige"
ja	53 %	70 %	69 %	71 %
nein	47 %	30 %	31 %	29 %

Familiärer Bereich

Anzahl der Geschwister

	„Gesunde"	„Eßgestörte"	„Magersüchtige"	„Normalgewichtige"
durchschnittl.	2,15	1,56	1,38	1,75
0	14 %	15 %	10 %	20 %
1	29 %	42 %	52 %	32 %
2	23 %	26 %	30 %	21 %
3	15 %	7 %	4 %	11 %
4	11 %	9 %	4 %	14 %
5	3 %	0 %	--	0 %
6	2 %	1 %	--	2 %
7	2 %	--	--	--
8	1 %	--	--	--
9	1 %	--	--	--

Weitere Mitbewohner der Familie

	„Gesunde"	„Eßgestörte"	„Magersüchtige"	„Normalgewichtige"
niemand	74 %	79 %	82 %	76 %
Großmutter	8 %	6 %	5 %	7 %
Großvater	5 %	2 %	4 %	0 %
noch mehr	13 %	13 %	9 %	17 %

Nichtessen als Rache für Gemeinheit

	„Gesunde"	„Eßgestörte"	„Magersüchtige"	„Normalgewichtige"
nie	52 %	12 %	9 %	15 %
selten	20 %	11 %	16 %	5 %
manchmal	20 %	39 %	30 %	47 %
häufig	6 %	33 %	38 %	29 %
immer	2 %	5 %	7 %	4 %

Bei Hungern (Erbrechen): Gefühl, Macht zu erlangen

	„Gesunde"	„Eßgestörte"	„Magersüchtige"	„Normalgewichtige"
nie	56 %	14 %	7 %	20 %
selten	13 %	12 %	5 %	19 %
manchmal	19 %	19 %	22 %	17 %
häufig	7 %	36 %	40 %	31 %
immer	5 %	19 %	26 %	13 %

Gefühl, zwischen den Eltern zu stehen

	„Gesunde"	„Eßgestörte"	„Magersüchtige"	„Normalgewichtige"
ja	38 %	61 %	54 %	67 %
nein	62 %	39 %	46 %	33 %

Meinen sie Eltern gute Gefühle verschaffen zu müssen?

	„Gesunde"	„Eßgestörte"	„Magersüchtige"	„Normalgewichtige"
ja	41 %	81 %	84 %	79 %
nein	59 %	19 %	16 %	21 %

Gefühl der Schuld an Problemen in der Familie

	„Gesunde"	„Eßgestörte"	„Magersüchtige"	„Normalgewichtige"
ja	42 %	77 %	88 %	65 %
nein	58 %	23 %	13 %	35 %

Kennen der Gedanken der Mutter und umgekehrt

	„Gesunde"	„Eßgestörte"	„Magersüchtige"	„Normalgewichtige"
ja	61 %	60 %	65 %	55 %
nein	39 %	40 %	35 %	45 %

Leben ohne Mutter nicht vorstellbar

	„Gesunde"	„Eßgestörte"	„Magersüchtige"	„Normalgewichtige"
ja	56 %	56 %	69 %	44 %
nein	44 %	44 %	31 %	56 %

„Bequatschen" der Tageserlebnisse mit Mutter

	„Gesunde"	„Eßgestörte"	„Magersüchtige"	„Normalgewichtige"
ja	41 %	39 %	44 %	34 %
nein	59 %	61 %	56 %	66 %

In der Familie hat es nie Ärger gegeben

	„Gesunde"	„Eßgestörte"	„Magersüchtige"	„Normalgewichtige"
ja	19 %	33 %	44 %	22 %
nein	81 %	67 %	56 %	78 %

Konflikte wurden in der Familie totgeschwiegen

	„Gesunde"	„Eßgestörte"	„Magersüchtige"	„Normalgewichtige"
ja	18 %	74 %	70 %	78 %
nein	82 %	26 %	30 %	22 %

Vertraute der Mutter/des Vaters

	„Gesunde"	„Eßgestörte"	„Magersüchtige"	„Normalgewichtige"
ja	55 %	53 %	55 %	50 %
nein	45 %	47 %	45 %	50 %

Von wem war die Betroffene die Vertraute?

von	„Gesunde"	„Eßgestörte"	„Magersüchtige"	„Normalgewichtige"
niemand	44 %	47 %	44 %	50 %
Mutter	38 %	43 %	44 %	43 %
Vater	6 %	1 %	0 %	2 %
beiden	12 %	9 %	12 %	5 %

Die Eltern haben das Kind nie ihre Probleme spüren lassen

	„Gesunde"	„Eßgestörte"	„Magersüchtige"	„Normalgewichtige"
ja	31 %	40 %	44 %	36 %
nein	69 %	60 %	56 %	64 %

Die Betroffene hatte gegenüber ihren Eltern, Schwierigkeiten eigene Ansichten zu vertreten

	„Gesunde"	„Eßgestörte"	„Magersüchtige"	„Normalgewichtige"
ja	48 %	79 %	74 %	84 %
nein	52 %	21 %	26 %	16 %

Eltern seien nicht bereit an ihrer Haltung etwas zu ändern

	„Gesunde"	„Eßgestörte"	„Magersüchtige"	„Normalgewichtige"
ja	29 %	53 %	55 %	52 %
nein	71 %	47 %	45 %	48 %

Autonomiestreben

Ist (Nicht-)essen das einzige was die Befragten in der eigenen Hand haben?

	„Gesunde"	„Eßgestörte"	„Magersüchtige"	„Normalgewichtige"
ja	31 %	64 %	75 %	52 %
nein	69 %	36 %	25 %	48 %

Gab es dringende Wünsche?

	„Gesunde"	„Eßgestörte"	„Magersüchtige"	„Normalgewichtige"
ja	53 %	67 %	59 %	75 %
nein	47 %	33 %	41 %	25 %

Situation: Klassenfahrt

	„Gesunde"	„Eßgestörte"	„Magersüchtige"	„Normalgewichtige"
stimmt lautstark dagegen	46 %	27 %	25 %	29 %
sagt nichts	20 %	39 %	45 %	34 %
weiß nicht	32 % (+2 % Enthaltung)	34 %	30 %	37 %

Situation: Wohnungsrenovierung

	„Gesunde"	„Eßgestörte"	„Magersüchtige"	„Normalgewichtige"
Resignation	30 %	39 %	43 %	36 %
Durchsetzung eigener Gedanken	45 %	31 %	27 %	36 %
Weiß nicht	24 %	29 %	30 %	29 %

Wunsch: Umsorgung vs. Autonomie

	„Gesunde"	„Eßgestörte"	„Magersüchtige"	„Normalgewichtige"
ja	46 %	93 %	92 %	93 %
nein	54 %	7 %	8 %	7 %

Alter bei Beendigung der Ausbildung

	„Gesunde"	„Eßgestörte"	„Magersüchtige"	„Normalgewichtige"
durchschnittl.	21,7	23,4	23,3	23,5
10-14	0 %	0 %	0 %	0 %
15-19	24 %	27 %	29 %	25 %
20-24	61 %	28 %	29 %	26 %
25-29	13 %	36 %	35 %	38 %
30-34	2 %	10 %	8 %	11 %

Wohnung während der Ausbildungszeit zu Hause?

	„Gesunde"	„Eßgestörte"	„Magersüchtige"	„Normalgewichtige"
ja	55 %	59 %	65 %	54 %
nein	45 %	41 %	35 %	46 %

Gab es eine Verbindung zwischen einem Auszug und (Eß-)problemen?

	„Gesunde"	„Eßgestörte"	„Magersüchtige"	„Normalgewichtige"
ja	19 %	20 %	18 %	22 %
vielleicht	23 %	26 %	25 %	27 %
nein	59 %	54 %	56 %	51 %

Magersucht als Machtmittel

Wenn Gewicht abnimmt, fühlt die Befragte sich stark und leistungsfähig?

	„Gesunde"	„Eßgestörte"	„Magersüchtige"	„Normalgewichtige"
ja	45 %	86 %	84 %	87 %
nein	55 %	14 %	16 %	13 %

Fühlt die Befragte sich bei einem Hungergefühl richtig „in Form"?

	„Gesunde"	„Eßgestörte"	„Magersüchtige"	„Normalgewichtige"
ja	21 %	59 %	56 %	63 %
nein	79 %	41 %	44 %	37 %

Magersucht als Vermeidungsverhalten

Ist bei Frust eine Aufmunterung durch Gewichtsabnahme möglich?

	„Gesunde"	„Eßgestörte"	„Magersüchtige"	„Normalgewichtige"
ja	36 %	72 %	72 %	73 %
nein	64 %	28 %	28 %	27 %

Kann durch eine „Freßorgie" oder ein „totales Sportprogramm" oder dem „Genießen des Hungergefühls" Frust vergessen werden?

	„Gesunde"	„Eßgestörte"	„Magersüchtige"	„Normalgewichtige"
ja	27 %	65 %	67 %	63 %
nein	73 %	35 %	33 %	38 %

Anzahl der FreundInnen

	„Gesunde"	„Eßgestörte"	„Magersüchtige"	„Normalgewichtige"
durchschnittl.	8,8	3,8	4,3	3,4
0	2 %	10 %	11 %	8 %
1	7 %	20 %	19 %	20 %
2	21 %	17 %	17 %	16 %
3	8 %	15 %	14 %	16 %
4	10 %	14 %	11 %	16 %
5	10 %	8 %	10 %	7 %
6-9	10 %	10 %	8 %	13 %
10-14	9 %	4 %	5 %	3 %
15-19	2 %	0 %	0 %	--
20-24	16 %	2 %	5 %	--
25-29	1 %	--	--	--
30-34	1 %	--	--	--
35-39	1 %	--	--	--
40 und mehr	1 %	--	--	--

Anzahl der engen FreundInnen

	„Gesunde"	„Eßgestörte"	„Magersüchtige"	„Normalgewichtige"
durchschnittl.	3,7	2,2	2,5	1,9
0	7 %	16 %	16 %	16 %
1	17 %	32 %	34 %	30 %
2	35 %	29 %	25 %	33 %
3	12 %	8 %	8 %	9 %
4	13 %	6 %	5 %	8 %
5	5 %	5 %	8 %	3 %
6-9	2 %	1 %	0 %	1 %
10-14	3 %	2 %	3 %	--
15-19	3 %	0 %	0 %	--
20-24	1 %	1 %	1 %	--
25-29	0 %	--	--	--
30-34	1 %	--	--	--
35-39	1 %	--	--	--

Magersucht als Sprache ohne Worte

Reaktion auf Gemeinheit

	„Gesunde"	„Eßgestörte"	„Magersüchtige"	„Normal- gewichtige"
genaue Auseinanderset- zung mit dem Peiniger	85 %	40 %	33 %	47 %
Nahrungsverweigerung	15 %	60 %	67 %	53 %

Reaktion auf depressive Stimmung

	„Gesunde"	„Eßgestörte"	„Magersüchtige"	„Normal- gewichtige"
genaue Analyse der Depression, um etwas zu ändern	87 %	23 %	30 %	16 %
Nahrungsverweigerung	13 %	77 %	70 %	84 %

Erwartung von Anerkennung?

	„Gesunde"	„Eßgestörte"	„Magersüchtige"	„Normalgewichtige"
ja	51 %	10 %	9 %	11 %
nein	49 %	90 %	91 %	89 %

Gefühl der Ablehnung von aller Welt?

	„Gesunde"	„Eßgestörte"	„Magersüchtige"	„Normalgewichtige"
ja	38 %	82 %	81 %	82 %
nein	62 %	18 %	19 %	18 %

Auslösende Faktoren

Schwierigkeiten mit den Eltern

	„Eßgestörte"	„Magersüchtige"	„Normalgewichtige"
ja : vor 1. Problemen	58 %	56 %	60 %
nein : vor 1. Problemen	42 %	44 %	40 %
ja : vor Heißhungerattacke	53 %	62 %	49 %
nein: vor Heißhungerattacke	47 %	38 %	51 %

Schwierigkeiten mit Geschwistern

	„Eßgestörte"	„Magersüchtige"	„Normalgewichtige"
ja : vor 1. Problemen	25 %	17 %	33 %
nein : vor 1. Problemen	75 %	83 %	67 %
ja : vor Heißhungerattacke	25 %	14 %	30 %
nein: vor Heißhungerattacke	75 %	86 %	70 %

Schwierigkeiten mit Freunden

	„Eßgestörte"	„Magersüchtige"	„Normalgewichtige"
ja : vor 1. Problemen	31 %	29 %	33 %
nein : vor 1. Problemen	69 %	71 %	67 %
ja : vor Heißhungerattacke	37 %	48 %	32 %
nein: vor Heißhungerattacke	63 %	52 %	68 %

Eine gute Partnerschaft war gerade in die Brüche gegangen

	„Eßgestörte"	„Magersüchtige"	„Normalgewichtige"
ja : vor 1. Problemen	19 %	15 %	22 %
nein : vor 1. Problemen	81 %	85 %	78 %
ja : vor Heißhungerattacke	16 %	24 %	13 %
nein: vor Heißhungerattacke	84 %	76 %	87 %

Sie hatten gar keinen Partner und haben sich fast minderwertig gefühlt

	„Eßgestörte"	„Magersüchtige"	„Normalgewichtige"
ja : vor 1. Problemen	34 %	27 %	40 %
nein : vor 1. Problemen	66 %	73 %	60 %
ja : vor Heißhungerattacke	35 %	33 %	36 %
nein: vor Heißhungerattacke	65 %	67 %	64 %

Depression

	„Eßgestörte"	„Magersüchtige"	„Normalgewichtige"
ja : vor 1. Problemen	50 %	52 %	48 %
nein : vor 1. Problemen	50 %	48 %	52 %
ja : vor Heißhungerattacke	69 %	71 %	68 %
nein: vor Heißhungerattacke	31 %	29 %	32 %

Angst

	„Eßgestörte"	„Magersüchtige"	„Normalgewichtige"
ja : vor 1. Problemen	59 %	63 %	55 %
nein : vor 1. Problemen	41 %	37 %	45 %
ja : vor Heißhungerattacke	59 %	57 %	60 %
nein: vor Heißhungerattacke	41 %	43 %	40 %

Einsamkeit

	„Eßgestörte"	„Magersüchtige"	„Normalgewichtige"
ja : vor 1. Problemen	76 %	71 %	81 %
nein : vor 1. Problemen	24 %	29 %	19 %
ja : vor Heißhungerattacke	84 %	86 %	83 %
nein: vor Heißhungerattacke	16 %	14 %	17 %

LITERATUR

- Aliabadi, Christiane & Lehnig, Wolfgang (1982). *Wenn Essen zur Sucht wird: Ursachen, Erscheinungsformen und Therapie von Eßstörungen.* München: Kösel.

- Bardwick, Judith M. (1971). *The psychology of women: a study of bio-cultural conflicts.* New York: Harper & Row.

- Boskind-White, Marlene & White, William C. (1991). *Bulimarexie.* Ein Ratgeber zur Überwindung von Freß- und Magersucht. München: Knaur.

- Bruch, Hilde (1973). *Eating disorders. Obesity, anorexia nervosa and the person within.* New York: Basic Books.

- Bruch, Hilde (1980). *Der goldene Käfig.* Das Rätsel der Magersucht. Frankfurt/Main: Fischer.

- Bruch, Hilde (1982). Anorexia nervosa: Therapy and theory. *The American Journal of Psychiatry, 139,* 1531-1538.

- Christian, Shanon & Johnson, Margaret (1988). *Auf hauchdünnem Eis.* Geschichte einer Magersucht. Wuppertal: Brockhaus.

- Constam, Dorette (1991). *Befreiung aus dem Hungerturm.* Hilfe für Magersüchtige. Bern: Blaukreuz-Verlag.

- Crisp, Arthur H. & Harding, B. & Mcguiness, B. (1974). Anorexia nervosa. Psychoneurotic characteristics of parents: Relationship to prognosis. A quantitative study. *Journal of Psychosomatic Research, 18,* 167-173.

- Crisp, Arthur H. & Palmer, R.L. & Kalucy, R.S. (1976). How common is anorexia nervosa? A prevalence study. *British Journal of Psychiatry, 128,* 549-554.

- Der Spiegel. (1985). Schrei aus der Tiefe des Bauches. *Der Spiegel 15* (39), 36-56.

- Diedrichsen, Iwer (1990). *Ernährungspsychologie.* Berlin: Springer.

- DSM-III-R (1989). *Diagnostisches und statistisches Manual psychischer Störungen.* 3. Auflage. Weinheim, Basel: Beltz.

- Fairburn, Christopher G.; Steere, Jane & Cooper, Peter J. (1989). Die Diagnose der spezifischen Psychopathologie bei Bulimia nervosa. In: M. Fichter (Hrsg.). *Bulimia nervosa.* Grundlagen und Behandlung. S. 30-49. Stuttgart: Enke.

- Feighner, John P.; Robins, Eli; Guze, Samuel B.; Woodruff, R.A.; Winokur, George & Mundz, R. (1972). Diagnostic criteria for use in psychiatric research. *Archives of General Psychiatry 26,* 57-63.

- Fittkau, Bernd (1982). Ein ganzheitliches Menschenbild als Kern einer integrativen Therapie. In: H. Petzold (Hrsg.). *Methodenintegration in der Psychotherapie.* Vergleichende Psychotherapie, Band 5, S. 47-58. Paderborn: Junfermann.

- Garfinkel, Paul E.; Garner, David M.; Rose, J.; Darby, P.L.; Brandes, J.S.; O' Hanlon, J. & Walsh, N. (1983). A comparison of characteristics in the familie of patients with anorexia nervosa and normal controls. *Psychological Medicine 13,* 821-828.

- Gerlinghoff, Monika & Backmund, Herbert (1989). *Magersucht.* Anstöße zur Krankheitsbewältigung. Stuttgart: Thieme.

- Gerlinghoff, Monika (1992, 4. Auflage). *Magersüchtig.* München: Piper.

- Gull, W.W. (1873). Meeting of the clinical Society. *Medicine Times & Gazette II,* 534-536.

- Hautzinger, Martin (1980). Anorexia nervosa: A Behavior-analytical model. *Behavioural Analysis and Modification 4,* 210-223.

- Kanfer, Frederick H. & Philipps, J.S. (1970). *Learning foundations of behavior therapy.* New York: Wiley.

- Karren, Ulrike (1986). *Die Psychologie der Magersucht.* Erklärung und Behandlung von Anorexia nervosa. Bern: Huber.

- Klessmann, Edda & Horst-Alfred (1988). *Heiliges Fasten - Heilloses Fressen.* Die Angst der Magersüchtigen vor dem Mittelmaß. Bern: Huber.

- Klingenspor, Barbara (1994). Geschlecht, soziale Identität und bulimisches Eßverhalten. *Zeitschrift für Sozialpsychologie 1994,* S. 108- 125.

- Komarovsky, Mirra (1973). Cultural contradictions and sex roles: The masculine Case. *American Journal of Sociology 78,* 873-884.

- Laségue, C. (1873). De l'anorexie hystérique. *Archives general de medicine 21,* 385-403.

- Lawrence, Marylin (1986). *Ich stimme nicht.* Identitätskrise und Magersucht. Reinbek bei Hamburg: Rowohlt.

- Mester, Horst (1981). *Die Anorexia nervosa.* Monographien aus dem Gesamtgebiet der Psychiatrie, Band 26. Berlin: Springer.

- Minuchin, Salvador; Rosman, Bernice L. & Baker, Lester (1981). *Psychosomatische Krankheiten in der Familie.* Stuttgart: Klett-Cotta. Original: (1978). *Psychosomatic families. Anorexia nervosa in context.* Cambridge: Harvard University Press.

- Morgan, Howard G. & Russell Gerald F.M. (1975). Value of family background and clinical features as predictors of long-term outcome in anorexia nervosa: Four year follow-up study of 42 patients. *Psychological Medicine 5*, 355-371

- Morley, John E. (1989). Streß und Eßstörungen. In: M. Fichter (Hrsg.). *Bulimia nervosa.* Grundlagen und Behandlung. S. 176-185. Stuttgart: Enke.

- Orbach, Susie (1990). *Hungerstreik. Ursachen der Magersucht. Neue Wege zur Heilung.* Düsseldorf: ECON.

- Overbeck, Annegret (1988). Das Krankheitsbild, seine Epidemiologie und der soziokulturelle Hintergrund bei Anorexie - Bulimie - Bulimarexie. In: Niedersächsische Landesstelle gegen die Suchtgefahren (Hrsg.). *Jugend und Süchte.* Berichtsband der Fachtagung der NLS vom 26. bis 28. März 1987 in Hannover. S. 157-167. Hamburg: Neuland.

- Rathner, Günther (1989). Häufigkeit der Anorexia nervosa und Bulimia nervosa. In: W. Söllner & W. Wesiack & B. Wurm (Hrsg.). *Soziopsychosomatik,* S. 39-54. Berlin: Springer.

- Russell, Gerald F.M. (1989). Diagnostik und klinische Meßverfahren bei Bulimia nervosa. In: M. Fichter (Hrsg.). *Bulimia nervosa.* Grundlagen und Behandlung. S. 12-29. Stuttgart: Enke.

- Sandford, Paula & Sandford, John (1982). *The transformation of the inner man.* Tulsa Okla: Victory House.

- Selvini Palazzoli, Mara (1978). *Self-starvation. From individual to family therapy in the treatment of anorexia nervosa.* New York: Aronson. Deutsch: (1982). *Magersucht: von der Behandlung einzelner zur Familientherapie.* Stuttgart: Klett-Cotta.

- Stierlin, Helm (1978). *Delegation und Familie.* Beiträge zum Heidelberger familiendynamischen Konzept. Frankfurt/Main: Suhrkamp.

- Thomä, Helmut (1961). *Anorexia nervosa. Geschichte, Klinik und Theorien der Pubertätsmagersucht.* Bern: Huber.

- Vandereycken, Walter & Pierlot, Roland A. (1981). Ein dimensionales Modell für Eß- und Gewichtsstörungen. In: R. Meermann (Hrsg.). *Anorexia nervosa. Ursachen und Behandlung.* Klinische Psychologie und Psychopathologie, Band 20. Stuttgart: Enke.

120

- Wirsching, Martin; Stierlin, Helm (1982). *Krankheit und Familie. Konzepte. For-schungsergebnisse. Therapie.* Stuttgart: Klett-Cotta.